医药高等职业教育校企双元新形态教材

外科护理实训指导

（供护理、助产专业用）

主　编　赖健新　李文婷

副主编　刘　萍　游海萍

编　者　（以姓氏笔画为序）

冯　瑶（惠州卫生职业技术学院）

刘　萍（惠州卫生职业技术学院）

李　晖（惠州卫生职业技术学院）

李文婷（惠州卫生职业技术学院）

余　赟（惠州卫生职业技术学院）

陈裕玲（惠州卫生职业技术学院）

娄燕妮（惠州卫生职业技术学院附属医院）

曹　辉（惠州卫生职业技术学院）

游海萍（惠州卫生职业技术学院）

赖健新（惠州卫生职业技术学院）

蔡　浩（惠东县人民医院）

中国健康传媒集团

中国医药科技出版社

内 容 提 要

本教材为"医药高等职业教育校企双元新形态教材"之一，内容包括手术室常用技术、外科基本操作技术、外伤急救基本技术、管道护理技术和骨科常用护理技术。本教材坚持教育性、职业性、实用性、适用性的原则，将理论与实操有机结合，便于学生掌握临床实践技能。

本教材主要供全国高等职业院校护理、助产等专业师生教学使用，也可供从事外科临床护理、助产的护理人员参考阅读。

图书在版编目（CIP）数据

外科护理实训指导 / 赖健新，李文婷主编 . —北京：中国医药科技出版社，2024.3

医药高等职业教育校企双元新形态教材

ISBN 978-7-5214-3742-3

Ⅰ.①外… Ⅱ.①赖…②李… Ⅲ.①外科学—护理学—高等职业教育—教材 Ⅳ.①R473.6

中国国家版本馆CIP数据核字（2024）第060377号

美术编辑 陈君杞
版式设计 南博文化

出版 **中国健康传媒集团** | 中国医药科技出版社
地址 北京市海淀区文慧园北路甲22号
邮编 100082
电话 发行：010-62227427 邮购：010-62236938
网址 www.cmstp.com
规格 787×1092mm $\frac{1}{16}$
印张 7 $\frac{1}{4}$
字数 148千字
版次 2024年3月第1版
印次 2024年3月第1次印刷
印刷 北京盛通印刷股份有限公司
经销 全国各地新华书店
书号 ISBN 978-7-5214-3742-3
定价 **39.00元**

获取新书信息、投稿、为图书纠错，请扫码联系我们。

前　言

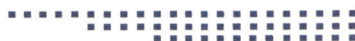

　　外科护理学是护理专业的必修课程，主要讲述外科常见病、多发病及其防治和护理的基础知识、基本理论和基本技能，是临床护理实践的基础，要求学生掌握外科常见病的护理措施，具备外科护理技能，同时培养学生的人文关怀精神。

　　本教材坚持教育性、职业性、实用性、适用性的原则，将理论与实操有机结合，有效融入思政元素和劳动教育，全书图文并茂，流程简洁清晰，符合职业院校学生学习认知特点。本教材由临床经验丰富的外科医师和护士参与编写，力求反映行业新标准、新进展。

　　全教材共5个项目，21个工作任务，涉及手术室常用技术、外科操作基本技术、外伤急救基本技术、管道护理技术和骨科常用护理技术。本教材每个项目编写包括：情景导入、工作任务、学习目标、操作前准备、操作流程、操作后处理、注意事项等内容，部分任务附有考核标准与评价表。

　　本教材可供高等职业院校护理、助产等专业实训教学使用，也可供从事外科临床护理、助产的护理人员参考阅读。

　　本教材在编写过程中得到各参编院校领导和同道的鼎力帮助，在此致以最真诚的感谢！因经验和水平所限，书中难免有不足之处，敬请各位读者批评指正。

编　者
2024年1月

目 录

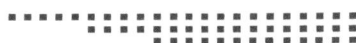

项目一　手术室常用技术

任务一　手术室环境

情景导入

　　小美是一名见习护士，今天是第一次来到手术室，如果你是手术室护士，请问你该如何向小美介绍手术室的布局和设施呢？要提醒小美在手术室注意哪些事项呢？

【工作任务】

1.手术室的分区有哪些？

2.手术室设置以及内部设计要求有哪些？

3.手术室的常用设施设备有哪些？

学习目标

知识目标

1.熟悉手术室护士的工作分工及工作职责。

2.了解手术室布局以及常用设施设备。

能力目标

1.熟练掌握多功能手术床及无影灯的使用。

2.掌握手术间结构要求及设备、手术物品准备和处理流程。

素质目标

1.具有较强的无菌观念。

2.自觉遵守手术室制度。

【操作前准备】

1.操作者准备 取下手上饰品，修剪指甲，更换好拖鞋、洗手衣裤，戴好帽子、口罩。

2.用物准备 模拟手术室及手术室相关物品：多功能手术床、无影灯、常用手术器械、手术布巾。

3.环境准备 手术室宽敞明亮，用物摆放合理。

【操作流程】

1.操作者由工作人员入口进入手术室后，换好鞋、洗手衣裤，戴好帽子、口罩。

2.教师介绍手术室的三个分区，即非限制区、半限制区、限制区。

3.教师介绍手术室内部设计要求（图1-1-1）。

图1-1-1　手术室墙角

4.教师示范手术床和无影灯的使用（图1-1-2）。

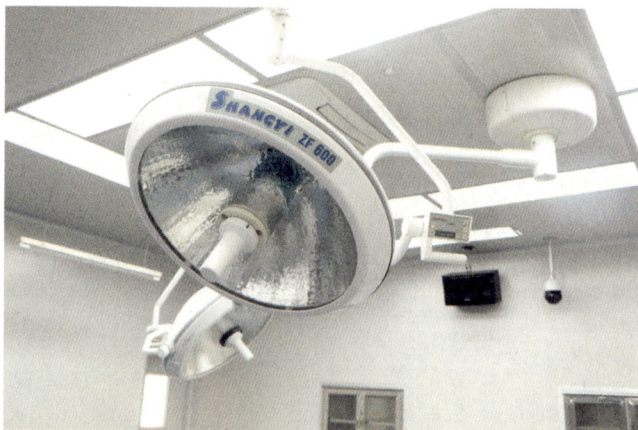

图1-1-2　手术无影灯

5.手术室常用物品准备和处置流程。

（1）器械整理合理，放于指定位置，按正确的方式与巡回护士共同清点器械台物品。

（2）使用过的皮肤保护膜、缝线、纱布等置于黄色垃圾袋内，手术刀片、针头等置于锐器盒内。

（3）器械护士在流动水下初步清洗手术器械，手术室初步处理肉眼可见的血渍和污渍，再用手术室专用污物转运车通过专用污物梯进入供应室进行灭菌处理。

6.手术室日常环境管理要求。

（1）清洁与消毒　每台手术结束后及时对手术间进行清洁和消毒。

（2）手术室管理制度　除手术室人员和当日手术者外，与手术无关人员不得擅自进入；工作人员进入洁净区必须更换手术室的清洁鞋帽、衣裤、口罩等。

【操作后处理】

1.操作者更换下来的衣物分类处置。

2.使用过的手术室用物归回原位。

【注意事项】

1.严格遵守手术室各项规章制度。注意无菌观念。

2.手术室仪器未经老师同意不得随意使用、搬动。

3.不得在手术室内随意走动、大声喧哗、打闹等。

任务二　外科手术洗手法

➡ 情景导入

　　2号手术间准备进行一台阑尾切除术，小美是一名手术室护士，也是本次手术的洗手护士，请问手术开始前小美要怎样做好自身的手部皮肤准备呢？在手部皮肤准备过程中要注意哪些事项呢？

【工作任务】

1.请你讲述一下外科洗手的目的。

2.请你完成一次手术前手臂皮肤消毒操作。

3.请你总结一下外科手术洗手的注意事项。

学习目标

知识目标

1.掌握外科手术洗手的规范和准备流程。

2.理解手术前外科洗手的目的以及临床意义。

能力目标

能够正确地独立完成外科手术洗手这项操作。

素质目标

1.深化无菌观念，树立严谨的工作态度。

2.具有对患者的高度责任感。

【操作前准备】

1.**操作者准备**　取下手上饰品，修剪指甲，更换好拖鞋、洗手衣裤，戴好帽子、口罩。

2.**用物准备**　刷手池、无菌毛刷、皮肤清洗液、免洗外科手消毒液、无菌巾。

3.**环境准备**　刷手室、手术间宽敞明亮，半小时内停止打扫。

【操作流程】

（一）免刷式外科手术洗手法

1.换好洗手衣，戴好帽子、口罩，取下手部饰品，按要求剪好指甲，挽起衣袖至上臂上 1/3 处（图 1-2-1，图 1-2-2）。

图 1-2-1 外科洗手前手部准备

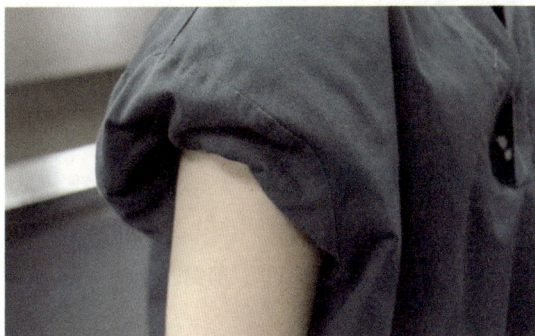

图 1-2-2 外科洗手前上臂准备

2.清洗双手，用流动水冲洗双手、腕部、前臂、肘部、肘上 10cm（图 1-2-3）。

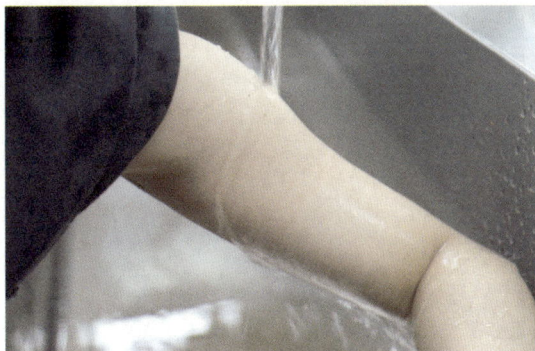

图 1-2-3 洗手前清洁

3.掌心取3~5ml皮肤清洗液彻底揉搓双手至肘上10cm处，顺序如下。

（1）按七步洗手法彻底揉搓双手（图1-2-4）。

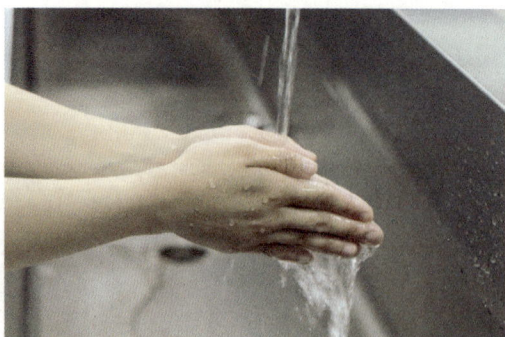

图1-2-4　清洗双手

（2）环形揉搓腕部、前臂、肘部至上臂下1/3处，换手进行重复动作（图1-2-5）。

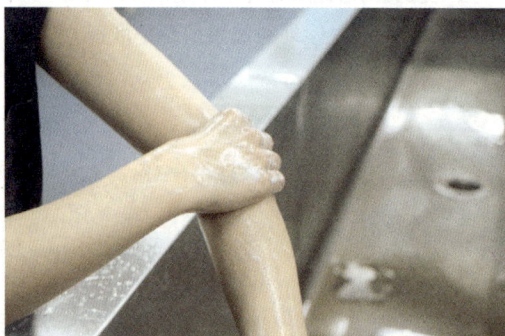

图1-2-5　清洗腕部、前臂及上臂1/3

4.用流动水冲洗双手、双前臂、肘部、肘上10cm，冲洗时始终保持指尖朝上、肘部朝下的姿势，水顺着手指尖→手→前臂→肘部流下，注意：不可让肘部的水倒流至手部（图1-2-6）。重复步骤3、4一遍，共两次。

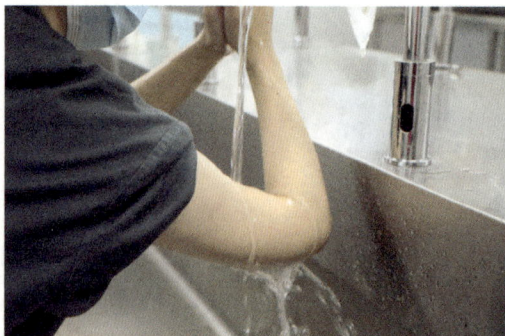

图1-2-6　冲洗手、肘及上臂1/3

5.取无菌巾双手合十擦干双手，将无菌巾对折成三角形搭在一侧手背，另一只手握住两角转动手臂，顺势向上擦至肘上10cm处。无菌巾未用三角面按同法擦干另一侧。注意：擦手臂时毛巾只能顺势向上，不可来回擦拭（图1-2-7，图1-2-8）。

图1-2-7　擦干双手

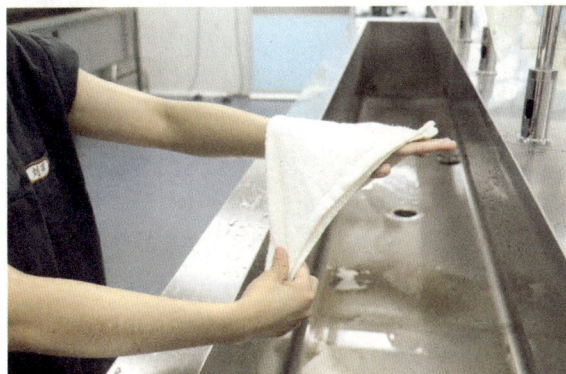

图1-2-8　擦干肘及上臂1/3

6.取外科手消毒液2ml于左手掌心，右手指尖于左手掌心擦洗（图1-2-9，图1-2-10）。

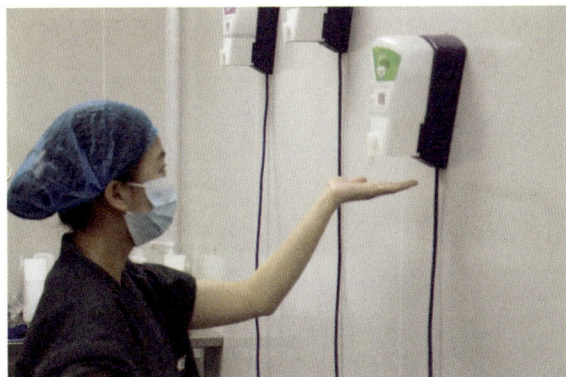

图1-2-9　取外科手消毒液

图 1-2-10　手消毒液浸泡指尖

7.左手掌将剩余的外科手消毒液均匀涂抹于右手手背、手腕至肘关节上10cm处（图1-2-11）。

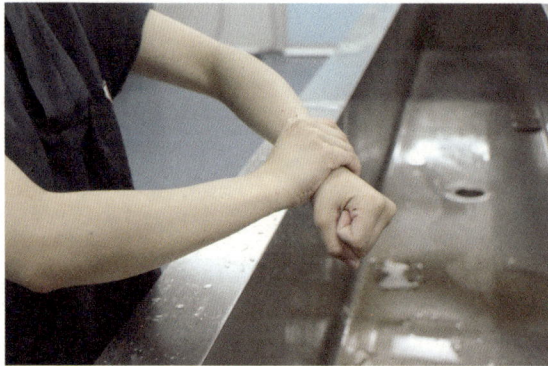

图 1-2-11　手消毒液腕部、前臂及上臂1/3

8.取外科手消毒液2ml于右手掌心，左手指尖与右手掌心擦洗，用上述同法消毒左手手腕至肘关节上10cm处。

9.最后取外科手消毒液2ml，按七步洗手法消毒双手（图1-2-12）。

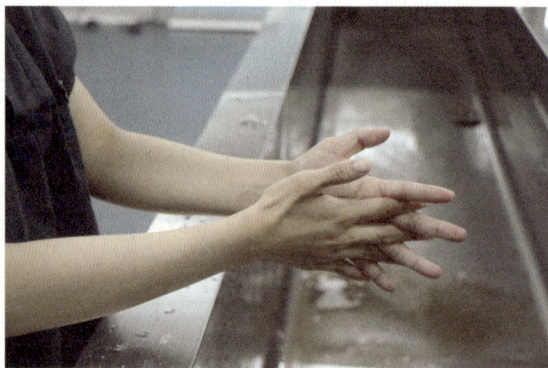

图 1-2-12　手消毒液消毒双手

10.消毒好的手臂悬空，以拱手的姿势置于胸前。双臂位于肩以下、腰以上、腋中线之前，不可接触洗手衣（图1-2-13）。

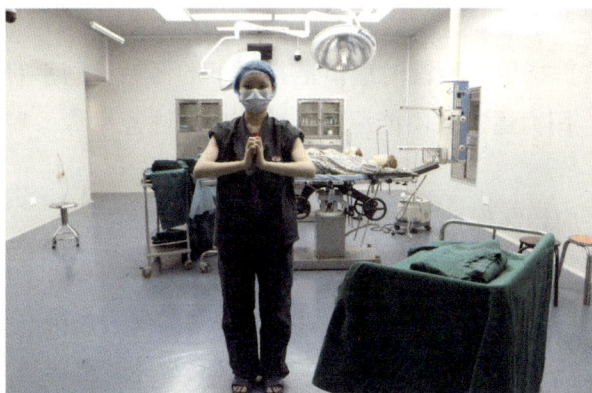

图 1-2-13　外科洗手消毒后姿势

（二）外科手术消毒刷手法

1.换好洗手衣，戴好帽子、口罩，取下手部饰品，按要求剪好指甲，挽起衣袖至上臂上1/3处。

2.清洗双手，用流动水冲洗双手、腕部、前臂、肘部、肘上10cm。

3.用无菌毛刷取适量皮肤清洗液刷洗双手和双臂。顺序为指尖→甲缘、甲沟→五指的桡侧、背侧、尺侧及指蹼→手掌→手背→手腕，然后刷双前臂，最后刷双上臂至肘上10cm。注意：刷手时手到前臂以及上臂，双侧交替逐渐向上进行，顺序不可逆转，不可漏刷。

4.用流动水冲洗双手、双前臂、肘部、肘上10cm，冲洗时始终保持指尖朝上、肘部朝下的姿势，水顺着手指尖→手→前臂→肘部流下，注意：不可让肘部的水倒流至手部。重复步骤3、4两遍，共完成三次，每次3分钟。

5.取无菌巾双手合十擦干双手，将无菌巾对折成三角形搭在一侧手背，另一只手握住两角转动手臂，顺势向上擦至肘上10cm处。另取一块无菌巾按同法擦干另一侧。注意：擦手臂时毛巾只能顺势向上，不可来回擦拭。

6.取外科手消毒液2ml于左手掌心，右手指尖于左手掌心擦洗。

7.左手掌将剩余的外科手消毒液均匀涂抹于右手手背、手腕至肘关节。

8.取外科手消毒液2ml于右手掌心，左手指尖与右手掌心擦洗，用上述同法消毒左手的指尖至肘关节。

9.最后取外科手消毒液2ml，按七步洗手法消毒双手。

10.消毒好的手臂悬空，以拱手的姿势置于胸前。双臂位于肩以下、腰以上、腋中线之前，不可接触洗手衣。

【注意事项】

1.凡是手部有炎症者不宜参加手术，皮肤有破损者应先处理好伤口后再进行手消毒，并且手术时要戴双层无菌手套。

2.清洗双手前应修剪指甲，清洗时应清洁指甲下的污垢。刷手时应由手指到手臂，双手交替对称逐渐上行，用力适当，不能漏刷，尤其应该注意甲缘、甲沟、指蹼、前臂尺侧和肘部的刷洗。

3.整个洗手过程中应始终保持手指朝上，肘部位于最低位。

4.擦手的毛巾尖端朝手部，擦手顺序为手腕、肘、上臂，不可来回擦拭。

5.刷手后的手臂、肘部不可触及他物，如不慎触及，视为污染，必须重新刷洗。

6.消毒后的双手应置于胸前，肘部抬高外展，远离身体，迅速进入手术室，避免污染。

任务三　穿遮背式无菌手术衣和戴无菌手套

情景导入

　　2号手术间准备进行一台阑尾切除术，小美是一名手术室护士，也是本次手术的洗手护士，请问小美外科手消毒后，还要做些什么呢？

【工作任务】

　　1.请你讲述一下穿手术衣和戴手套的目的。

　　2.请你完成一次穿手术衣和戴手套的操作。

　　3.请你总结一下穿手术衣和戴手套的注意事项。

学习目标

　　知识目标

　　1.掌握穿手术衣和戴手套的规范和准备流程。

　　2.理解手术前穿手术衣和戴手套的目的及临床意义。

　　能力目标

　　能够正确地独立完成穿手术衣和戴手套这项操作。

　　素质目标

　　1.深化无菌观念，树立严谨的工作态度。

　　2.具有对患者的高度责任感。

【操作前准备】

　　1.操作者准备　　更换好拖鞋，洗手衣裤，戴好帽子、口罩，已有效外科手消毒。

　　2.用物准备　　无菌手术衣、无菌手套、无菌器械台、无菌持物钳。

　　3.环境准备　　手术间宽敞、明亮、温湿度适宜，半小时内停止打扫。

【操作流程】

一、穿遮背式手术衣

1.操作者外科手术洗手后进入手术室，取无菌手术衣一件（图1-3-1）。

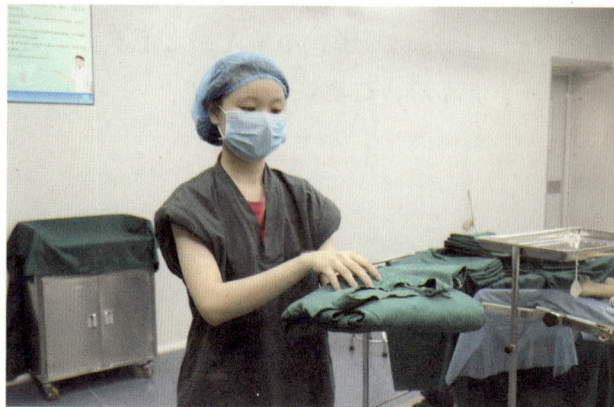

图 1-3-1　取无菌手术衣

2.领口对着操作者前方，双手持衣领，轻轻抖开手术衣，袖口面向操作者（图1-3-2）。

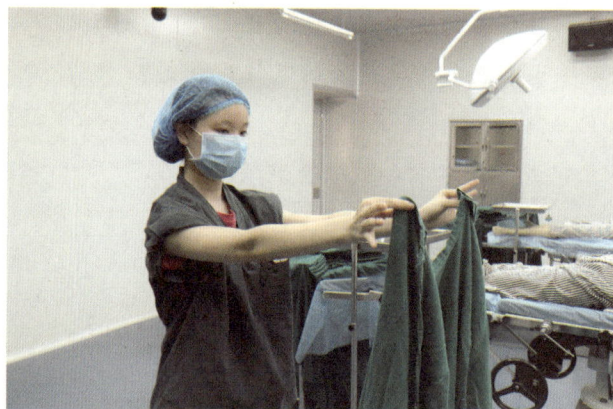

图 1-3-2　抖开无菌手术衣

3.充分展开手术衣，将手术衣轻轻抛起的同时，双手平行向前顺势伸入衣袖内。注意：双臂前伸，不可高举过肩，不可左右敞开超过腋中线（图1-3-3A）。

4.巡回护士在操作者身后提拉手术衣领两角，系好领口带和内片腰带。轻推操作者背部，提示已系好带子（图1-3-3B，图1-3-3C）。

5.操作者戴好无菌手套后，解开手术衣外腰带，将右侧腰带递给巡回护士，巡回护士用无菌持物钳夹住右侧腰带（图1-3-3D），绕过后背使手术衣外片遮住内片，并将腰带递回给操作者，操作者左手接住腰带后与另一腰带系紧（图1-3-4）。穿衣完毕。

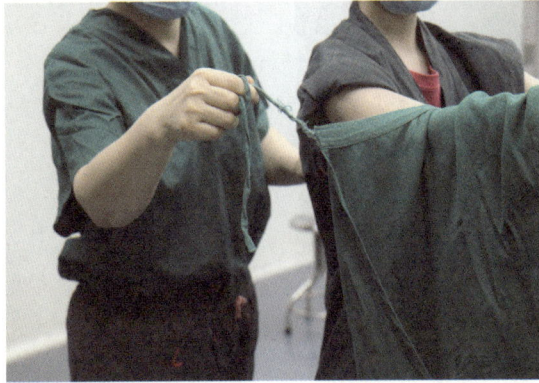

A

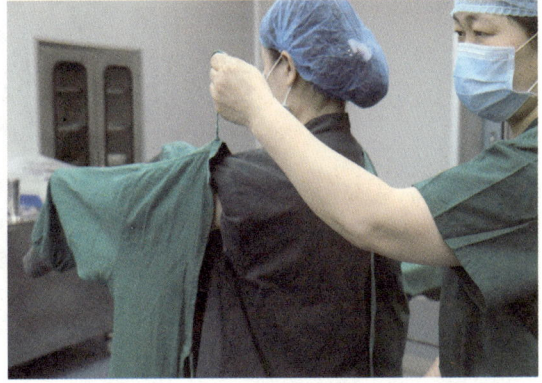

B

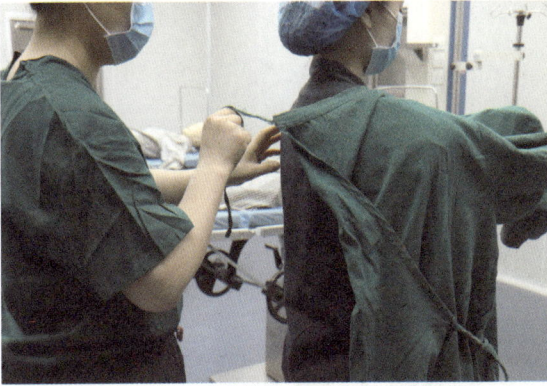

C

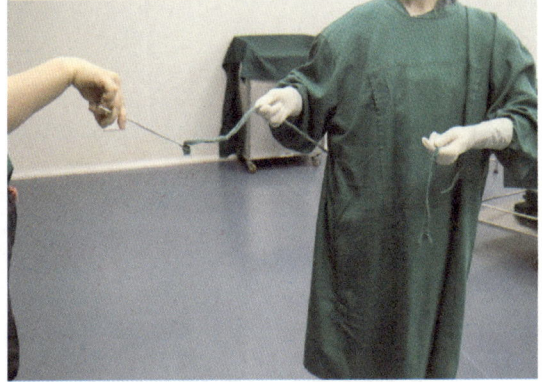

D

图 1-3-3　协助穿无菌手术衣

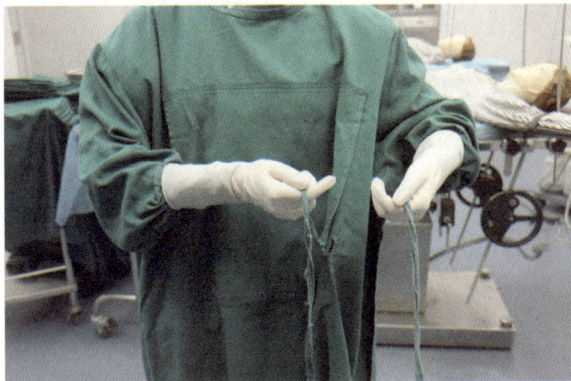

图 1-3-4　系紧腰带

　　6.穿好手术以后，双手应以拱手的姿势，始终保持在肩以下、腰以上、腋中线之前（图1-3-5）。

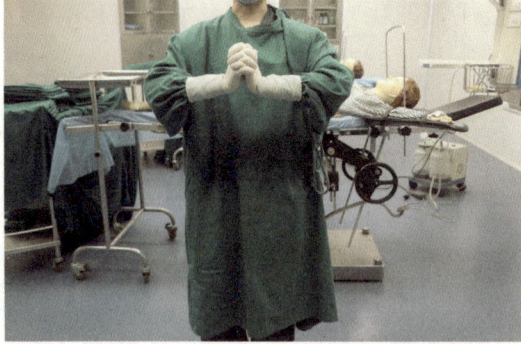

图 1-3-5　穿无菌手术衣完毕

二、戴无菌手套

（一）开放式戴无菌手套

1.巡回护士检查手套规格、有效期、外包装，打开无菌手套外包装纸，洗手护士拿手套的内包装。注意：巡回护士开手套外包装时，手不能接触到手套的内包装，也不能接触到洗手护士（图1-3-6，图1-3-7）。

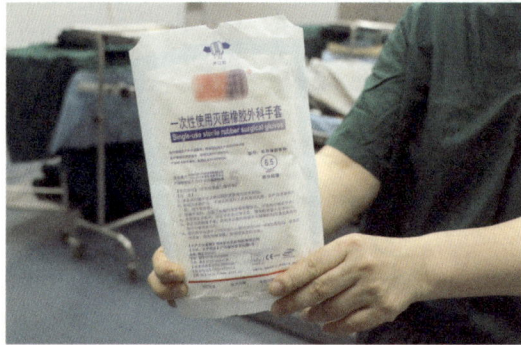

图 1-3-6　检查无菌手套外包装

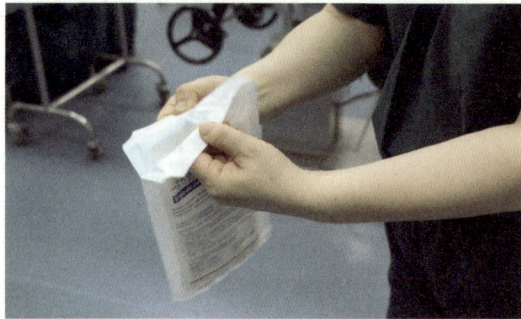

图 1-3-7　撕开无菌手套外包装

2.操作者打开手套内包装纸，取出手套，并使两只手套的掌面对合，大拇指向前，以左手执两手套腕部的反折处，即手套的内面（图1-3-8~图1-3-10）。

图1-3-8　取无菌手套内包装

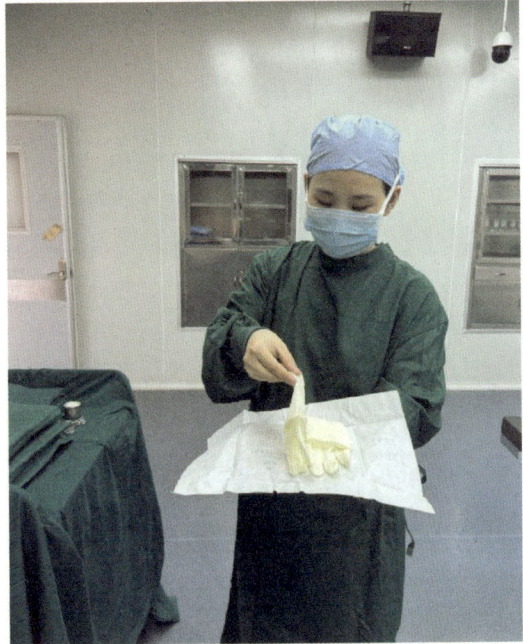

图1-3-9　拿起无菌手套

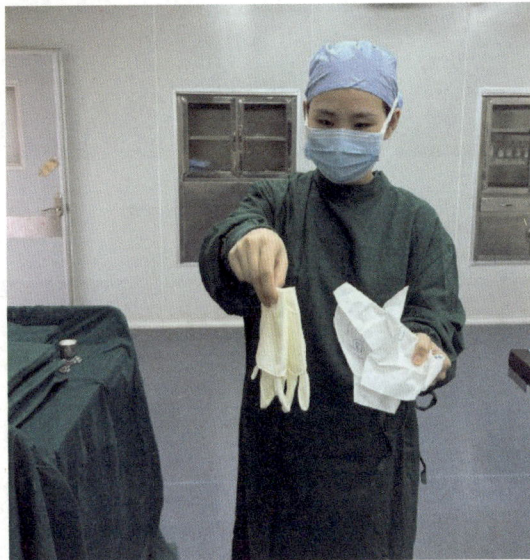

图1-3-10　无菌手套掌面对合

3.右手除拇指外的其他四指并拢，螺旋式伸入手套，四指伸入对应指套后再将拇指伸入手套，最后快速将手套往上拉，戴好右手手套（图1-3-11）。

图 1-3-11　戴右手无菌手套

4.已戴好手套的右手插入左手手套的反折面，同法戴好左手手套。注意：未戴手套的手不可接触手套外面，已戴手套的手不可接触另一只手套的内面（图 1-3-12A）。

5.袖口稍微下拉，将手套腕部反折面翻扣套住手术衣袖口（图 1-3-12B，图 1-3-13）。

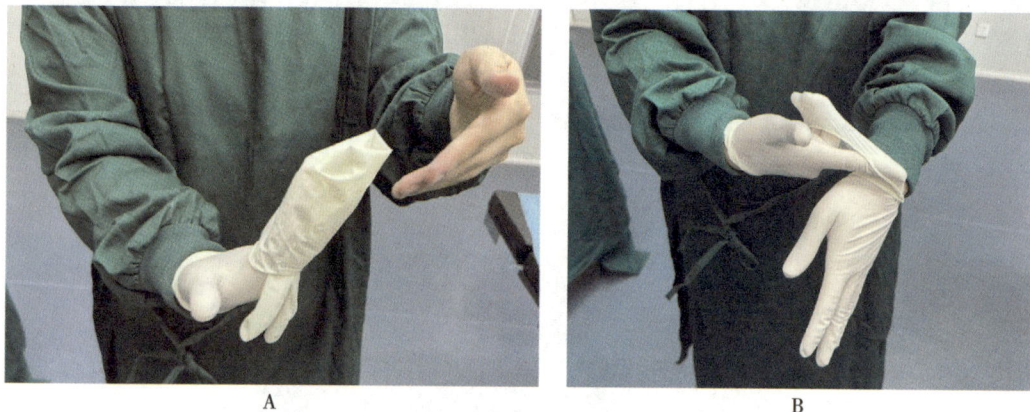

A

B

图 1-3-12　戴左手无菌手套

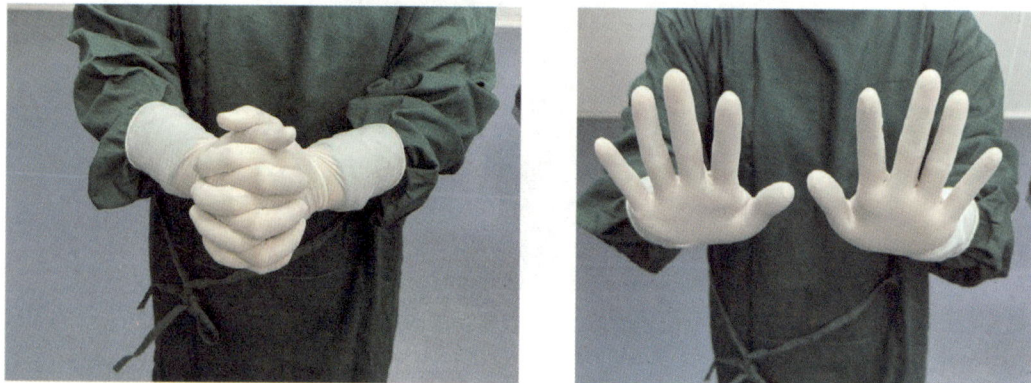

A

B

图 1-3-13　戴好无菌手套姿势

6.用无菌生理盐水将手套上残留的滑石粉冲洗干净。

（二）无接触式戴无菌手套

1.穿手术衣时手不出袖口（图1-3-14）。

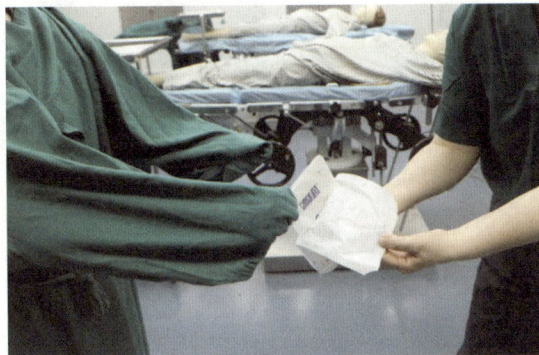

图1-3-14　取无菌手套内包装

2.隔着衣袖右手取出左手的无菌手套，扣于左手袖口上，手套的指套朝向手臂方向，各手指相对（图1-3-15A）。

3.右手隔着衣袖捏住左手手套的一侧反折边将手套翻套于袖口上，左手手指迅速伸入手套内（图1-3-15B，图1-3-16C）。

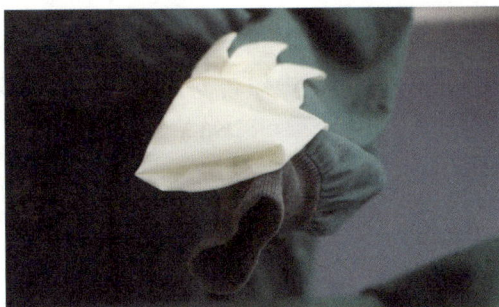

A

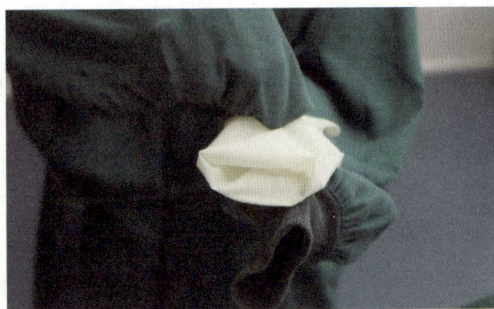

B

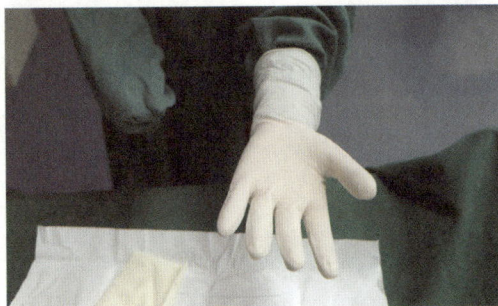

C

图1-3-15　戴左手无菌手套

4.再用已戴好手套的右手同法戴另一只手套（图1-3-16）。

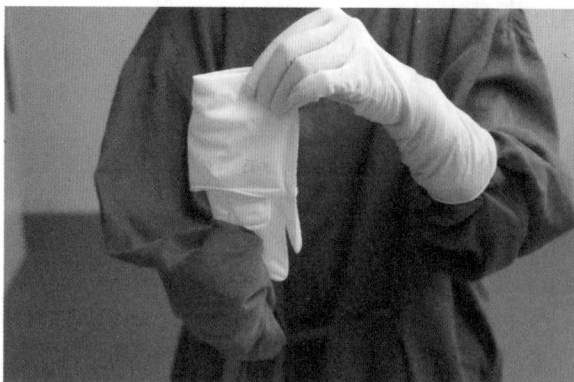

图1-3-16　戴右手无菌手套

5.用无菌生理盐水将手套上残留的滑石粉冲洗干净。

【操作后处理】

1.手术结束后操作者先脱手术衣再脱手套。

2.将更换下来的手术衣放入专用的手术衣回收桶内。

3.将使用过的手套丢入医疗垃圾袋内。

【注意事项】

1.穿手术衣必须在手术间内进行，留有足够的操作空间，操作者面向无菌台面并保持20cm以上的距离。

2.取手术衣时，双臂应伸直，避免污染；穿上手术衣后，双臂放在胸前，不可高于肩部，低于腰部以及跨过双侧腋中线以外。

3.穿手术衣过程中，未戴手套的手不得触及手术衣。

4.巡回护士在向后拉衣领绑系带的过程中，不可接触手术衣的外面以及操作者的手。

5.戴手套时，未戴手套的手，只能触及手套口向外翻折部分等相对无菌的物品、区域，不能触及手套外面等绝对无菌的或有菌的物品、区域；戴了手套的手，则只能触及绝对无菌的物品、区域，不能触及手套口翻折部分等相对无菌或有菌的物品、区域。

任务四　常见手术体位安置

➡ **情景导入**

　　小美是一名手术室护士，2号手术间准备进行一台急诊手术，患者已经麻醉好了，请小美根据患者手术要求给患者摆放合适的手术体位。

【工作任务】

　　1.请你跟患者解释一下安置手术体位的原因。

　　2.请你根据手术方式给患者安置正确的手术体位。

学习目标

知识目标

理解手术体位安放目的以及临床意义。

能力目标

能够根据手术方式给患者安放正确的手术体位。

素质目标

1.能够与患者进行良好的沟通，并在沟通过程中体现对患者的关爱。

2.对患者有高度的责任感。

【操作前准备】

　　1.患者准备　巡回护士核对患者信息，解释手术体位安放的目的，充分暴露手术部位，注意保暖。

　　2.操作者准备　着装整洁，修剪指甲，洗手，戴帽子、口罩。

　　3.用物准备　手术床及配件，根据手术方式准备不同型号的垫枕、支架、沙袋、约束带。

　　4.环境准备　手术间宽敞、明亮、温湿度适宜，半小时内停止打扫。

【操作流程】

1.仰卧位

（1）向患者说明所需摆放的体位及固定要求，放平手术台。

（2）调整患者在手术台上的位置。将患者四肢伸直收拢，用平托或抱胸、抱腰法搬动患者至与两侧台缘等距，手术区与手术台腰板对齐（不利用腰板者，可在腰部垫沙袋、软垫）。

（3）头部垫以软枕（脊椎麻醉或遵医嘱者不垫）。

（4）双上肢自然放于身体两侧，中单固定；或者按手术需要将手臂外展放置于托手板上，用约束带于腕部固定好。

（5）双下肢伸直，在两腘窝下各放一方垫，膝上盖一海绵垫，再加下肢约束带固定。

2.侧卧位

（1）向患者说明所需摆放的体位及固定要求，放平手术台。

（2）患者麻醉后，先将患者向患侧平移10~15cm，双手分别扶患者同侧的肩和臀部，同步用力将患者转至90°侧卧位。

（3）调整患者在手术台上的位置，用抱腰法搬动患者，至胁腰部在桥架对齐，躯干与两侧台缘等距；头下垫软枕，腋下垫腰垫。

（4）在肩部平面，患者面向的一侧，在台垫下插入单侧双层托臂板，继将患者分别置于架的上下层，最后于腕部用约束带固定好上肢。

（5）双下肢屈髋屈膝，在双膝间、膝下及双踝下各放一个方垫，膝上盖一海绵垫，用约束带固定好下肢。

（6）在臀后安放一个支身架，并在支身架与躯干间放方垫一个，将支身架向躯干方向挤紧并旋紧固定好，用约束带固定好骨盆。

3.俯卧位

（1）向患者说明所需摆放的体位及固定要求，放平手术台。

（2）先将患者四肢伸直收拢，平移至手术台的一侧，一人扶住患者肩及臀部，另一人托肩及髂前上棘，同步将患者翻转成俯卧位。

（3）将患者的头部放于头架上（注意保护眼球和颜面部防止受压）。

（4）胸部、下腹耻骨联合各部各置长方形体位垫，胸腹部悬空，防止影响呼吸。

（5）将患者双上肢屈曲，悬于头部两侧，用布带适当约束，需输液和测量血压者，应放置在两侧的托臂板上，并用约束带固定。

（6）双小腿胫前垫一长方形软枕，双髋、双膝屈曲20°~30°，足趾悬空。

4.截石卧位

（1）向患者说明所需摆放的体位及固定要求，放平手术台。

（2）将手术台腿板上的台垫去掉，调整患者尾骨略超过手术床背板下线，臀部抬高15°~30°。

（3）安放托腿架，并在其上铺以海绵垫，然后将患者两腿腘窝置于托腿架上；调整托推架至适当高度及外展角度固定好（双腿呈60°~90°），最后用约束带固定好下肢。

（4）放下手术台腿板至垂直。

（5）摆固上肢，同仰卧位（如不需输液，也可将上肢放在两侧用约束带固定）。

【操作后处理】

1.安置好体位后询问患者舒适度。

2.安置好体位确保固定牢固。

【注意事项】

1.术前所有安置体位用具应按使用顺序清洁备用，置于取用方便处。安置体位前，与手术医生按病历核对手术部位，检查评估患者软组织完整性。根据体位安置标准和原则安置体位，原则如下：患者要安全舒适，骨隆突处要衬海绵或软垫，预防压伤。

2.手术部位要充分暴露。但应避免患者过多的或不必要的暴露。

3.保持呼吸道通畅，呼吸运动不受限制。在胸腹部下面放置枕垫时，要留有一定空间。

4.避免大血管神经受压，静脉回流要好。肢体固定要加衬垫，不可过紧。

5.四肢不可过度牵引，上肢外展不得超过90°，以免损伤臂丛神经。下肢要保护腓总神经，不可受压。四肢不可过分牵引，以防脱位及骨折。

6.俯卧时，小腿要垫高，使足尖自然下垂，并注意乳房和会阴部是否受压。

7.注意眼睛及耳朵的保护，防压、防药物流入、防眼裂持续不闭合导致的角膜溃疡及耳道损伤。

当体位完全符合手术要求时，应再次评估患者肢体位置和软组织完整性，并确保各管道及导线顺畅，不互相扭曲环绕，如静脉输液管、尿管、血压袖带、导管、监测及其他电动手术用具导线等。

8.术中每次调整手术床或调整患者体位后，要拉平床单并应再次评估患者肢体位置和软组织完整性。

9.术中注意观察体位是否固定良好，有无不良反应发生。

任务五　外科常用手术器械辨识及正确使用

情景导入

　　小美是一名手术室护士，2号手术间准备进行一台手术，作为该手术的洗手护士，请你配合医生完成一次手术。

【工作任务】

　　1.请你辨认一下常用的手术器械。

　　2.请你与同学一组，完成一次常用手术器械的传递。

学习目标

知识目标

1.掌握常用手术器械的使用方法及传递方法。

2.熟悉常用手术器械的名称、用途。

能力目标

1.能够准确识别常用手术器械。

2.能够正确使用常用手术器械。

3.能正确传递常用手术器械，配合手术。

素质目标

1.能够与医生进行良好的沟通与手术配合。

2.深化无菌观念及严谨的工作态度。

【操作前准备】

　　1.**操作者准备**　更换好拖鞋，戴好帽子、口罩，已穿好手术衣、戴好手套。

　　2.**用物准备**　手术刀片、刀柄、组织剪、线剪、拆线剪、手术镊、止血钳、持针钳、巾钳、组织钳、卵圆钳、拉钩、缝针、缝线等。

　　3.**环境准备**　手术间宽敞、明亮、温湿度适宜。

【操作流程】

1.**手术刀** 由能装卸的手术刀片和刀柄组成。用于切开分离组织，刀柄还可用于钝性分离组织（图1-5-1）。

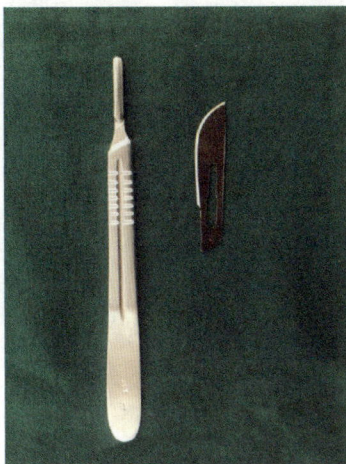

图 1-5-1 刀柄、刀片

（1）刀片的安装 左手持刀柄，右手持持针钳夹持刀片前端背侧（勿夹刀刃）呈30°~40°，将刀柄一端侧方的槽口嵌入刀片中间槽口的突起部分，沿刀柄方向用力推刀片，使两者卡紧即可（图1-5-2）。

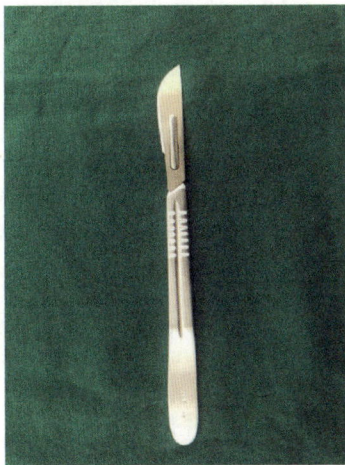

图 1-5-2 手术刀安装

（2）刀片的取下 使用后卸下。左手持刀柄，右手持持针钳夹持刀片背侧尾端，稍提起刀片向前下方推，即可取下（必要时左手示、中两指向上推钳、拇指向下压刀柄，协助平稳安全下刀片），如图1-5-3所示。

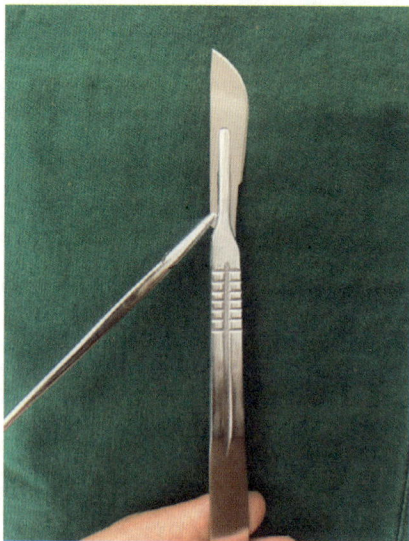

图1-5-3 手术刀拆卸

切割组织时执刀方法有5种。

1）执弓法 最常见，用于较大切口的皮肤切开，如胸腹部、四肢等处。使用时，手、腕、前臂应固定姿势，靠肩关节、上臂运动带动前臂、腕、手部。

2）抓持法 用于较大组织的切割，如截肢。使用时，手、腕、前臂应固定姿势，靠肩关节、上臂运动带动前臂、腕、手部。

3）执笔法 动作轻巧精细，适用于短小切口的皮肤切开，如面部。行面部皮肤切开时，注意方向准确，力度适中，防止"滑刀"，有时可用小指支于切开处附近，增加动作的准确性。使用时，肩、肘关节处于一个固定姿势，靠手指、腕关节运动。

4）反挑法 手形如执笔法，但刀尖向上以避免伤及深部组织，适用于切开腹膜、管道器官（胆总管、肠管）、脓肿等。为最具有保护深部组织的一种操作，使用时，肩、肘关节处于一个固定姿势，靠手指、腕关节运动。力量分布在手指，动作向上且较为准确，以免损伤深部组织。

5）指压式 用手指按住刀背1/3处，用腕与手指的力量切割。适用于切开皮肤、腹膜及切断钳夹组织。

传递方法：刀刃朝上朝外，将刀柄递给对方手掌。

2.手术剪 分组织剪和线剪两大类。

（1）组织剪 尖端较薄而尖，有一定弯度，刃锐利而精细。有弯、直两型，大小长短不一，直剪用于浅表部位操作，弯剪用于深部操作。组织剪的作用为：①剪断组织（即用于锐性分离）；②分离组织（即用于钝性分离），利用剪刀头尖端，插入组织间隙后撑开，分离疏松粘连和穿通无血管组织，如系膜、网膜等（图1-5-4）。

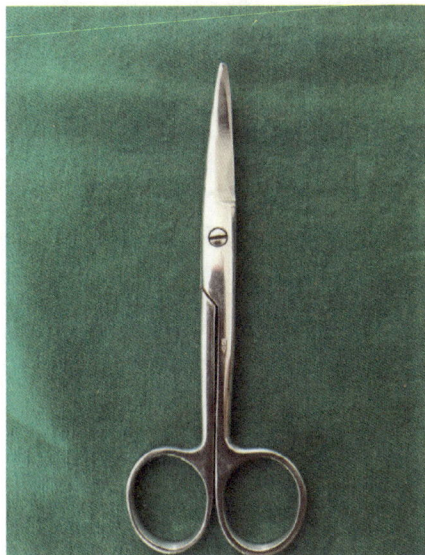

图 1-5-4 组织剪

（2）线剪　尖头，用于剪断缝线、引流物、敷料等。分剪线剪和拆线剪两类。前者头端尖，刃较厚；后者一侧头端带有小钩，便于拆线（图1-5-5）。

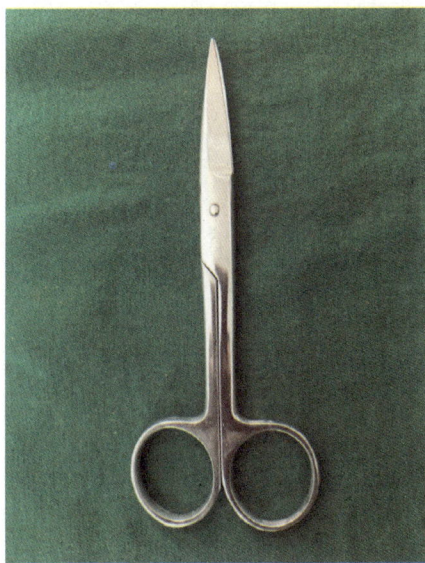

图 1-5-5 线剪

执剪手法有两种。①正手正剪和正手反剪：将拇指和环指套入手术剪环内，示指固定于关节处，掌心朝内上方。②扶剪法：将右手拇指和环指套入手术剪环内，但掌心朝内下方；左手示、中指置于组织与剪轴之间，支撑并固定剪刀处于某一个固定位，增加了操作的稳定性（图1-5-6）。

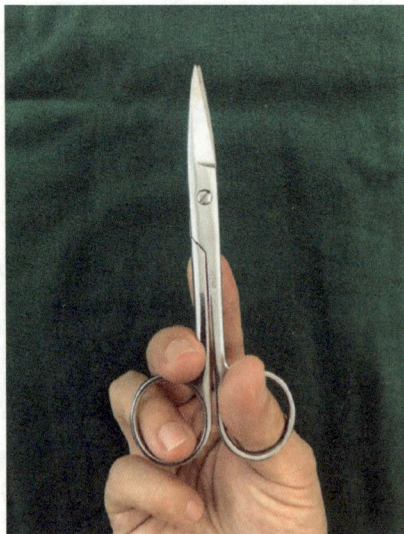

图1-5-6　执剪

携剪操作：剪线，一靠二滑三斜四剪。

传递方法：将剪刀柄递给对方手掌。

3.手术镊　分有齿镊和无齿镊两类。用于夹持或提出组织，以便分离、剪开或缝合。

（1）有齿镊　尖端有尖锐的对合齿，用于夹持较坚韧的组织，如皮肤、筋膜、肌腱等（图1-5-7）。

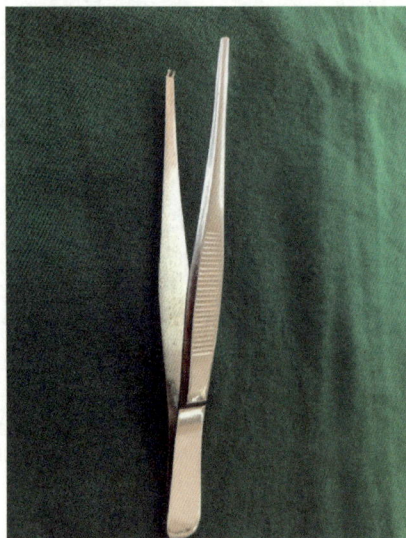

图1-5-7　有齿镊

（2）无齿镊　尖端没有对合齿，用于夹持较柔弱的组织，如肠壁、血管外膜、黏膜等（图1-5-8）。

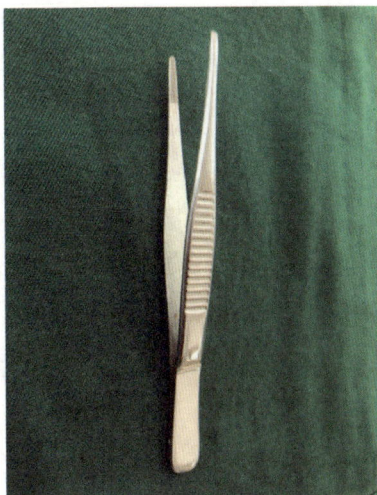

图 1-5-8 无齿镊

持镊姿势：以拇指与示指、中指分别握住镊子两叶的防滑纹处，尾端放入拇指、示指上方，一般用左手操作。

传递方法：右手持镊的顶端，将镊体传递至对方手掌。

4.血管钳

（1）分类　有弯、直两型，以及无齿、半齿、全齿和长短不一多种规格（图1-5-9）。

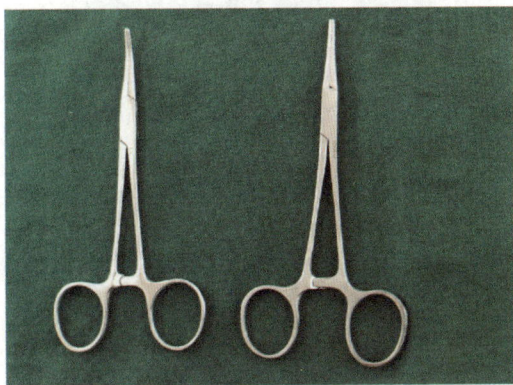

图 1-5-9 血管钳

（2）用途　用于钳夹血管或出血点，以达到止血的目的；注意只需夹住血管或出血点，力求避免夹住过多的组织。也可用于钝性分离组织，牵引缝线，夹住和拔出缝针等。直血管钳多用于浅部止血；弯血管钳多用于深部止血和分离组织等；蚊式钳多用于精细手术的止血和分离组织。

（3）执钳方法　拇指和环指套入钳环，示指放在血管钳臂上。有指套法和掌握法。①关闭血管钳法：两手姿势一致，用拇指和环指各固定一个环，两指同时向手心挤压即可。②松开血管钳法：两手操作不一致。右手是用以套入血管钳环口的拇指与环指相对挤压，继而以旋开的动作开放血管钳；左手是用拇指与示指捏住血管钳的一个环，中指与环指挡住另一个环，拇指和环指稍用力对顶一下，即可开放。

（4）传递方法　将柄递给对方手掌。弯血管钳用于止血时，应将钳弯向上传给对方；用于缝扎或结扎止血时，应将钳弯向下传给对方。

（5）使用技巧　弯血管钳用于止血时，钳尖端应向下与组织垂直，夹住出血血管断端，尽量少夹附近组织；用于缝扎或结扎止血时，则反之。

5.组织钳（鼠齿钳、艾丽丝钳）　用于夹持皮瓣、筋膜或牵引将被切除好组织。也用于钳夹纱布垫和皮下组织的固定（图1-5-10）。

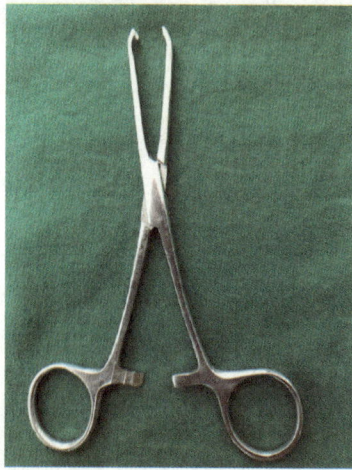

图 1-5-10　组织钳

6.布巾钳　简称巾钳。用于钳夹固定手术巾单。使用时勿夹损正常皮肤组织（图1-5-11）。

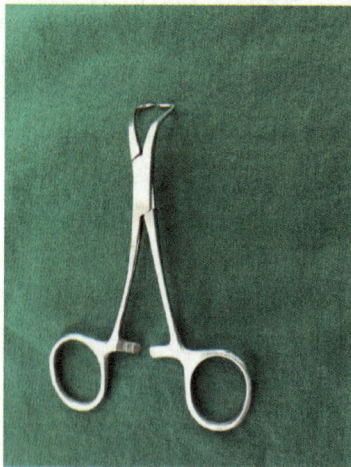

图 1-5-11　布巾钳

7.肠钳 钳臂较薄较长，有弹性，齿槽也较浅。其结构特征有利于减少对组织的损伤。使用前外套橡胶管，用以暂时夹持阻断肠管但又不致对肠壁造成较重的损伤；使用时，扣钳仅扣一齿以减少对肠壁的损伤。用于肠切除时需备用4把钳，用2把钳分别钳夹肠的两端，以防肠内容物流出造成污染和引起腹膜炎等（图1-5-12）。

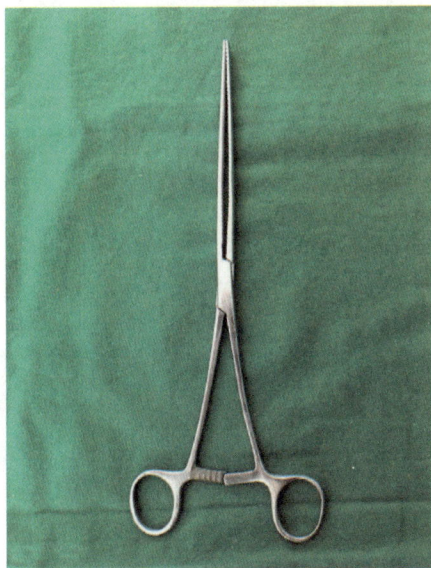

图1-5-12 肠钳

8.持针钳 用于夹持缝针、缝合各种组织；缝合各种组织时，应先用持针钳尖端夹持缝针的中、后1/3处（图1-5-13）。

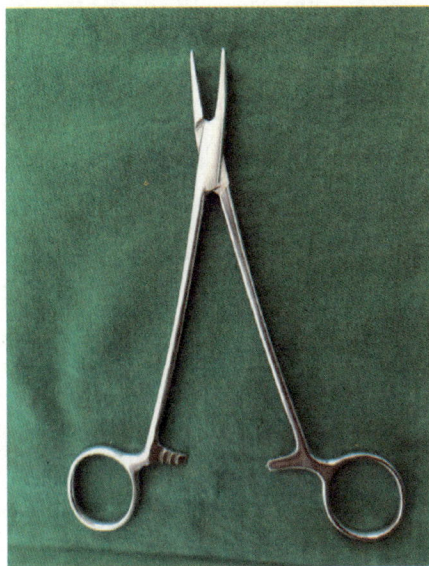

图1-5-13 持针钳

9.缝线　用于缝合组织和结扎血管，分为吸收类缝线和不吸收类缝线两类。吸收类缝线有普通肠线、络制肠线；不吸收类缝线分丝线、不锈钢丝和尼龙线；各种缝线的粗细以号数与零数表明，号数越大表示缝线越粗，常用的有1#、4#、7#、10#；零数越多表示缝线越细，常用的有1/0~10/0。选用缝线最基本的原则为：尽量使用细而拉力大、对组织反应最小的缝线。

10.手术缝针　用于缝合组织。

（1）分类　现在用的缝针种类很多，目前常用的主要是圆形缝针和三角形缝针。

1）圆形缝针　主要用于柔软容易穿透的组织，如腹膜、胃肠道及心脏组织，穿过时损伤小。

2）三角形缝针　适用于皮肤、肌腱、韧带等坚韧的组织，其尖端是三角形的，针身部分是圆形的（图1-5-14）。

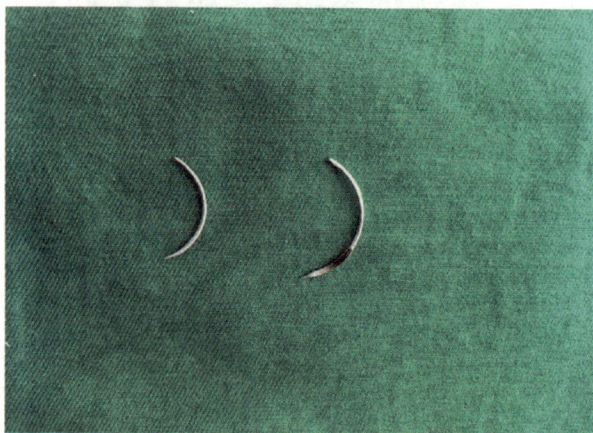

图 1-5-14　缝针

（2）穿针步骤　左手拿针中部，使针尖朝左朝上（反缝法缝合时针尖朝右朝上，余步骤同正缝法）；右手用持针钳前端前1/3处夹住缝针距针孔1/3处，继而左手握钳，右手拿线穿入针孔拉出缝线，约占缝线的1/3长，将缝线放入钳前端内备用。注意右手穿线时应避开针尖，以防针尖刺破手套和手。

（3）传递方法　同手术刀，针尖朝外朝上。

11.海绵钳　又称环形钳、卵圆钳。有弯头、直头、有齿及无齿之分，有齿海绵钳主要用于夹持纱布块、棉球作皮肤消毒用，也可用来夹持其他物件传递，故又称持物钳。无齿海绵钳可以夹持组织或脏器，如宫颈、膀胱等（图1-5-15）。

12.拉钩　又称牵开器。分为人力拉钩和固定拉钩两大类，各类又根据牵拉的组织部位不同而有各种类型。前者拉钩需要人力牵引。后者节省人力，如腹腔自动牵开器、腹腔悬吊式牵开器、腹腔圆盘式自动牵开器等。作用：可以根据手术的需要选用不同类型的牵开器，使手术部位显露良好。使用时，拉钩与组织之间必须垫以纱布垫，拉力应均匀，不能突然用力过猛，拉钩的顶端不能压迫组织或脏器，以免造成损伤（图1-5-16）。

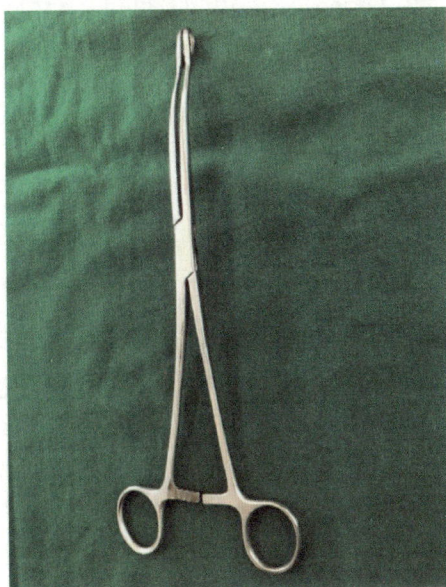

图 1-5-15　卵圆钳

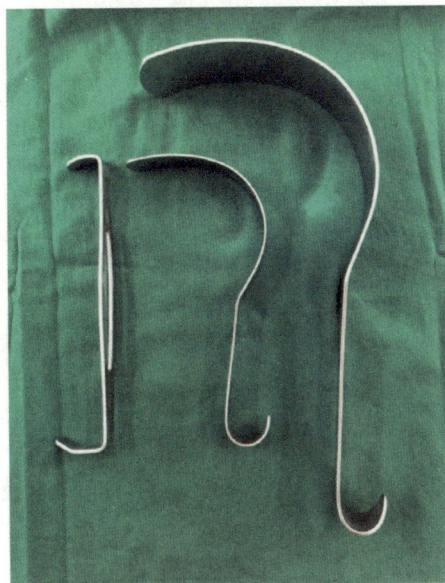

图 1-5-16　拉钩

13.压肠板　一般为金属平板或特殊样式金属板，主要用于压挡肠管、暴露术野，便于手术操作及缝合腹膜等。

14.吸引器头（管）　可为单孔金属吸头和多侧孔吸管，也可为塑料多侧孔吸引管。单孔吸头用于吸除血液、尿液、脓液等；多侧孔吸引管用于吸除体腔内各种体液，有防止过度吸引大网膜、肠壁或其他内脏器官的作用。

15.引流管 T形管、三腔二囊管、十二指肠管肛管、各种导尿管。

【操作后处理】

1.使用过的器械清洗后送供应室高压灭菌。

2.将使用过的针头、手术刀片等丢锐器盒。

【注意事项】

1.手术器械应尽可能避免受到外力冲击，如抛掷、跌落、相互碰撞等，防止镀铬层或钝化膜损伤而降低耐腐蚀性能。同时，应根据手术需要选择合适的器械及规格，以达到预期的使用效果。

2.任何一件手术器械都有其特定的用途和使用范围，不允许作他用或替代使用，否则可能会引起器械损坏。

3.手术结束后必须按照严格程序清洗器械。

（1）每台手术结束后所用的器械在清洗前都需要进行浸泡，放入多酶清洗剂浸泡2~5分钟后再清洗，目的是使存留在器械表面和机械连接部位缝中的污物分解和软化，以便清洗。

（2）用流动的水冲去肉眼可见的血污，同时将已生锈的器械采用专用除锈剂进行人工除锈处理，打开器械的各个关节，用毛刷蘸取除锈剂充分刷洗。

（3）清洗人员必须做好个人防护，戴好口罩、帽子、橡胶手套，以防止交叉感染。

（4）除锈完毕，将手术器械轴节完全打开，摆放整齐，按种类分别放入自动清洗机清洗筐内，用自动清洗机清洗。清洗液内加入多酶清洗剂。

（5）洗涤后的金属器械应检查其光亮、洁净程度及轴节灵活性，有无裂缝、生锈打弯等。

（6）器械清洗后均需干燥，因为手术器械多为不锈钢制成，当它与气体或液体接触时会发生氧化反应，从而产生锈蚀。所以，若手术器械清洗不彻底，可能会发生金属器械的锈蚀，给洗涤工作带来困难，同时缩短使用寿命。

（7）认真核对检查器械，看其是否完好无损，根据用途检查功能，有关节的器械应检查关节活动性、咬合功能及咬齿情况，锐利的器械应测试其锐利性，有螺丝的器械要检查其完整性及有无松脱现象等。

4.每月定期对手术器械进行保养。

（1）擦拭表面灰尘。

（2）用除锈剂浸泡，浸泡必须打开所有器械的关节部分。

（3）浸泡30分钟后用流水清洗。

（4）将器械擦干，关节部分可用吹风机吹干或摊开晾干。

（5）器械擦干后，用石蜡油均匀擦拭。

（6）将器械按照顺序在器械盒内摆放整齐。

任务六　手术区皮肤消毒、铺巾

➡ 情景导入

　　小美是一名手术室见习护士，今天是第一次参与腹部手术护理，如果你是手术室护士，请问你该怎样向小美介绍手术区皮肤消毒与铺巾？提醒小美在手术室护理操作过程中要注意哪些事项？

【工作任务】

　1.手术区皮肤消毒的方法。

　2.不同手术区域消毒液的选择。

　3.常见手术区铺巾的方法。

📖 学习目标

知识目标

1.掌握手术区皮肤消毒的方法。

2.熟悉常见手术的手术区铺巾方法。

3.了解常用皮肤消毒液的功效。

能力目标

1.掌握不同手术区的消毒和手术区铺巾。

2.在工作中能根据具体情况发现并处理问题。

素质目标

1.具有较强的无菌观念。

2.具有团队协作精神。

【操作前准备】

　1.操作者准备　更衣、戴口罩、洗手、穿手术衣、戴手套。

2.用物准备　皮肤消毒液、卵圆钳、小药杯、纱布若干、敷料包、器械包、无菌手术台。

3.环境准备　手术室宽敞明亮，温湿度适宜。

【操作流程】

以腹部手术为例。

1.消毒操作步骤

（1）患者安放好手术体位后充分暴露手术皮肤消毒区域，海绵钳夹持纱布球蘸碘酊，由手术区中心部向四周涂擦（污染伤口或会阴手术区则应以切口为中心，自上而下，自外而内进行消毒，会阴部手术区不能用碘酊，改用碘伏），同一纱布球涂擦四周后不可再涂擦中心部；腹部消毒应先滴少许碘酊于脐孔，最后再蘸干脐孔中的碘酊。消毒的范围为手术切口周围15~20cm，若有延长切口的可能，应扩大消毒范围。

（2）待碘酊干后，换另一海绵钳，夹纱布球蘸酒精按上述涂擦2~3遍，直至脱碘完全。

（3）如用碘伏溶液消毒则不需要酒精脱碘，碘伏溶液按上述涂擦2~3遍。

（4）消毒使用后的器械交于巡回护士。

2.铺巾操作步骤

（1）腹部手术铺单法　以纵向切口为例。

1）传递无菌巾　护士先后将无菌巾横向折叠1/4，第一、二、三块折边向着医生递给医生（图1-6-1），第四块折边向着自己递给医生（图1-6-2，图1-6-3）。在传递过程中，护士戴手套的手不能与医生的手接触（图1-6-4）。

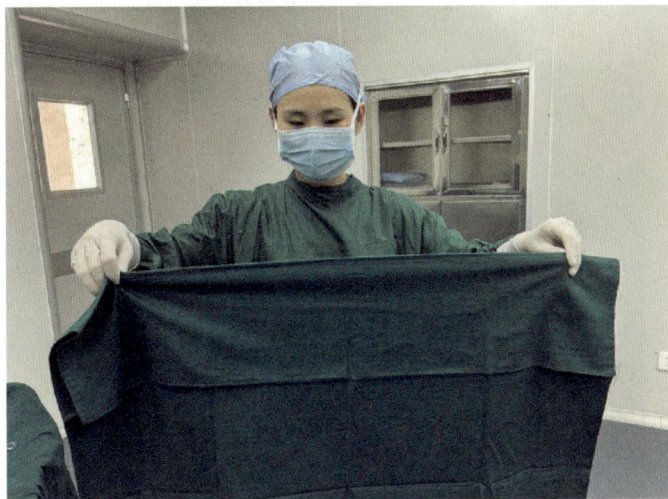

图1-6-1　传递第一、二、三块无菌巾

图 1-6-2　传递第四块无菌巾正面

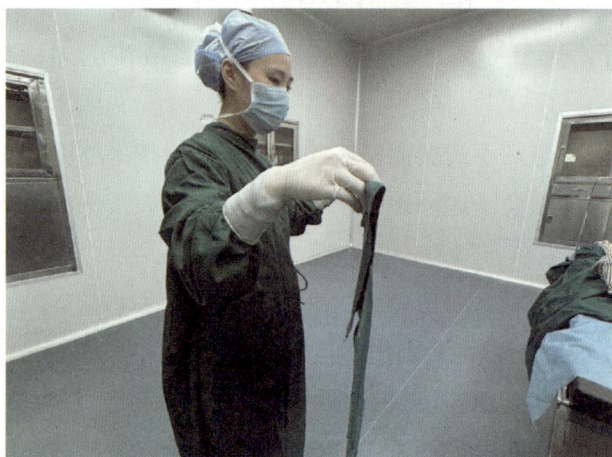

图 1-6-3　传递第四块无菌巾侧面

图 1-6-4　传递第四块无菌巾

2）铺无菌巾　助手接无菌巾后，按下侧、对侧、上侧、同侧（或下、上、对、同侧）顺序铺于切口四周，每块无菌巾的内侧缘距离切口线3cm以内（图1-6-5~图1-6-8）。

图1-6-5　铺第一块无菌巾

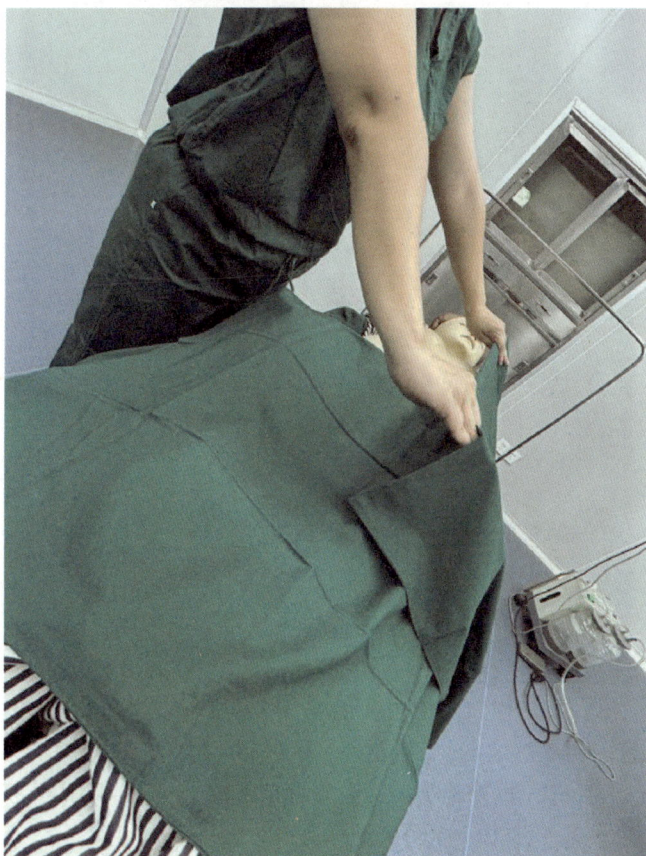

图1-6-6　铺第二块无菌巾

图 1-6-7　铺第三块无菌巾

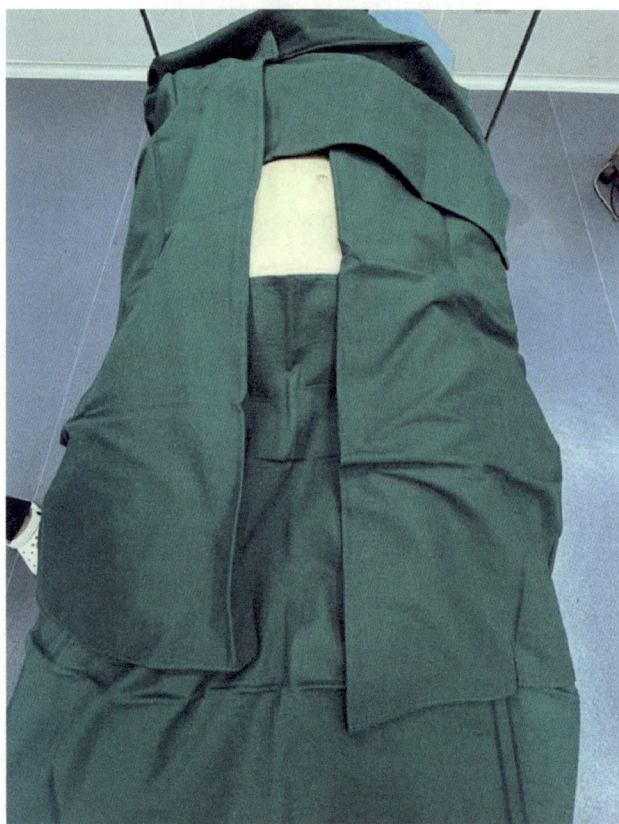

图 1-6-8　铺第四块无菌巾

3）固定无菌巾　护士将原连环扣好的巾钳拆散递上，助手用钳逐个固定好四巾的交角，扣布巾钳前将钳子稍向上不要贴住患者皮肤，确认布巾钳没有夹住患者的身体组织（图1-6-9~图1-6-11）。

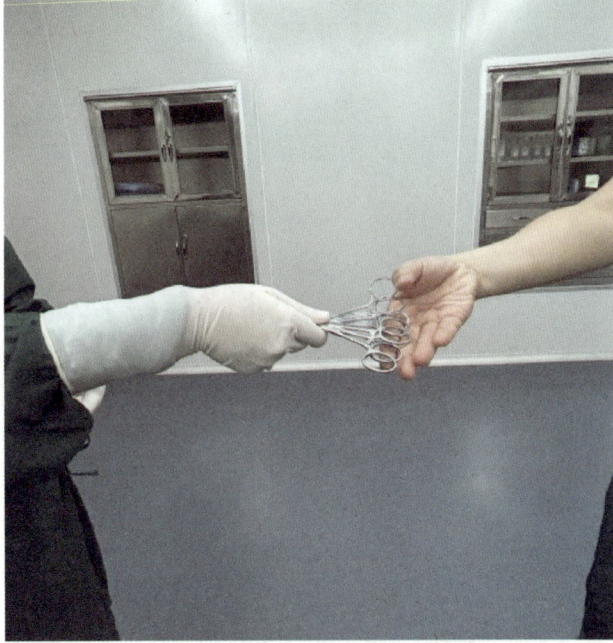

图 1-6-9　传递四把布巾钳

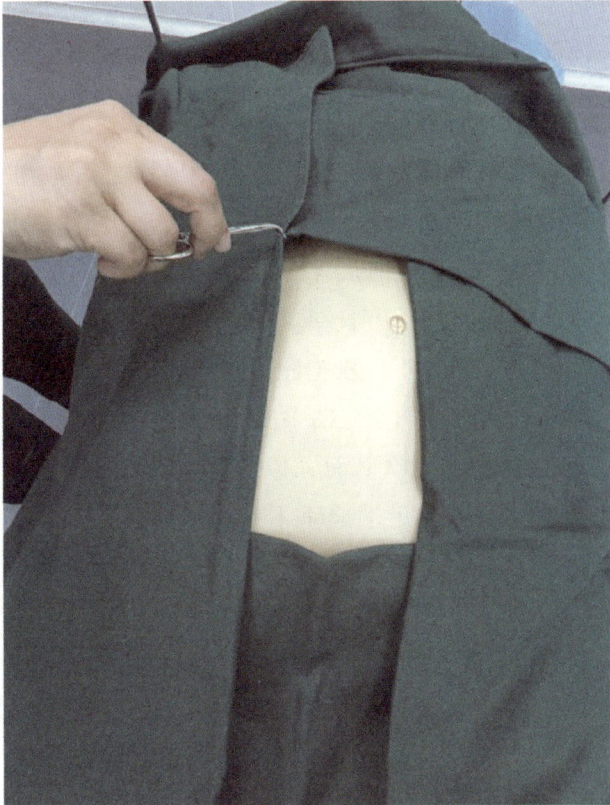

图 1-6-10　扣第一把布巾钳

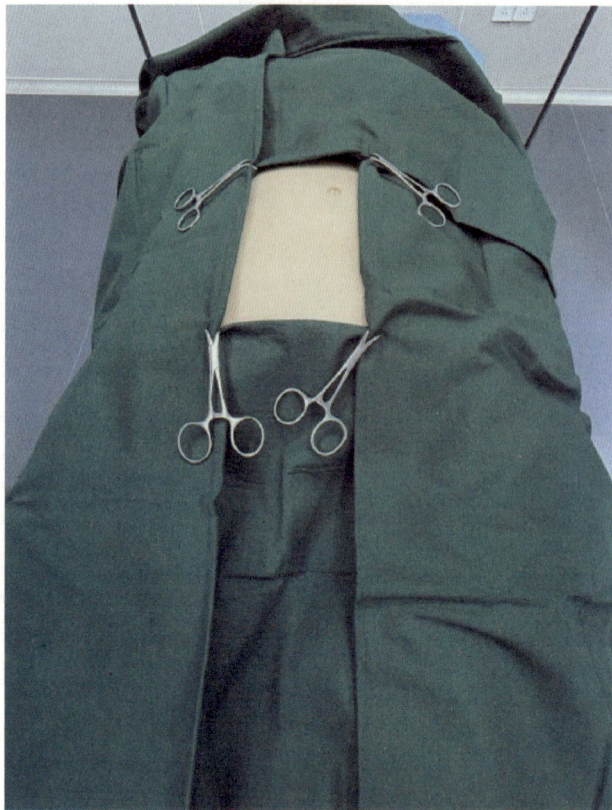

图 1-6-11 用四把布巾钳固定好四巾的交角

4）铺中单 ①助手再次手消毒手后，穿手术衣，戴手套后站到手术台的对侧。②护士一手托中单，一手执单的一端，离床悬空横向递上。③助手离床悬空横取中单的另一端。④两人反向退开并将中单横向展平后，各执一端的两角，手包在中单角内，将中单纵向展开后横向铺于切口上、下端。⑤铺手术洞单：a.将洞单的洞口对准切口放下，短端指向头部，长端指向下肢（图 1-6-12）；b.两人同步将洞单依次向两侧展开，把手置于无菌巾内侧（图 1-6-13）；c.两人各执单的上下缘，先向上方再向下方、分别展开，展开时手卷在大单里面，以免污染（图 1-6-14）。要求短端盖住麻醉架，长端盖住器械托盘，两侧和足端应垂下超过手术台边 30cm（图 1-6-15）。

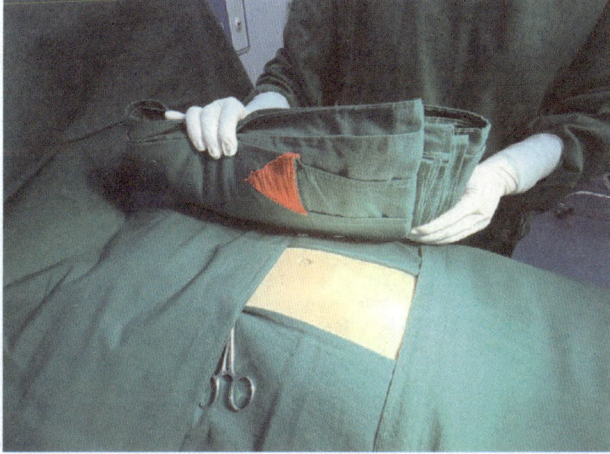

图 1-6-12　洞单的洞口对准切口放下，短端指向头部，长端指向下肢

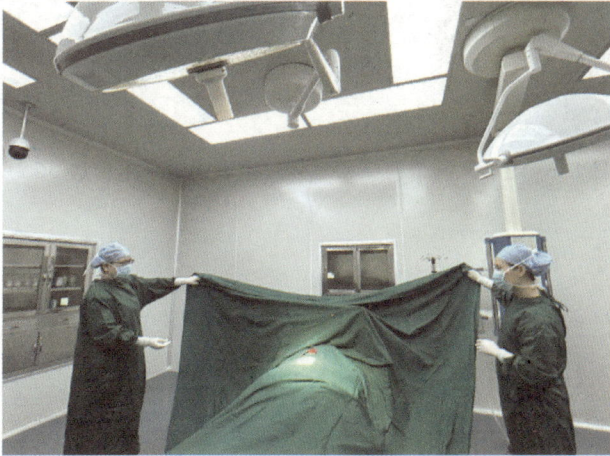

图 1-6-13　两人同步将洞单依次向两侧展开

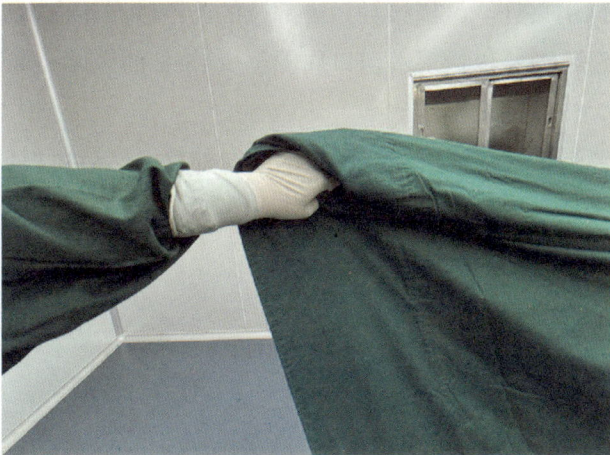

图 1-6-14　展开时手卷在大单里面

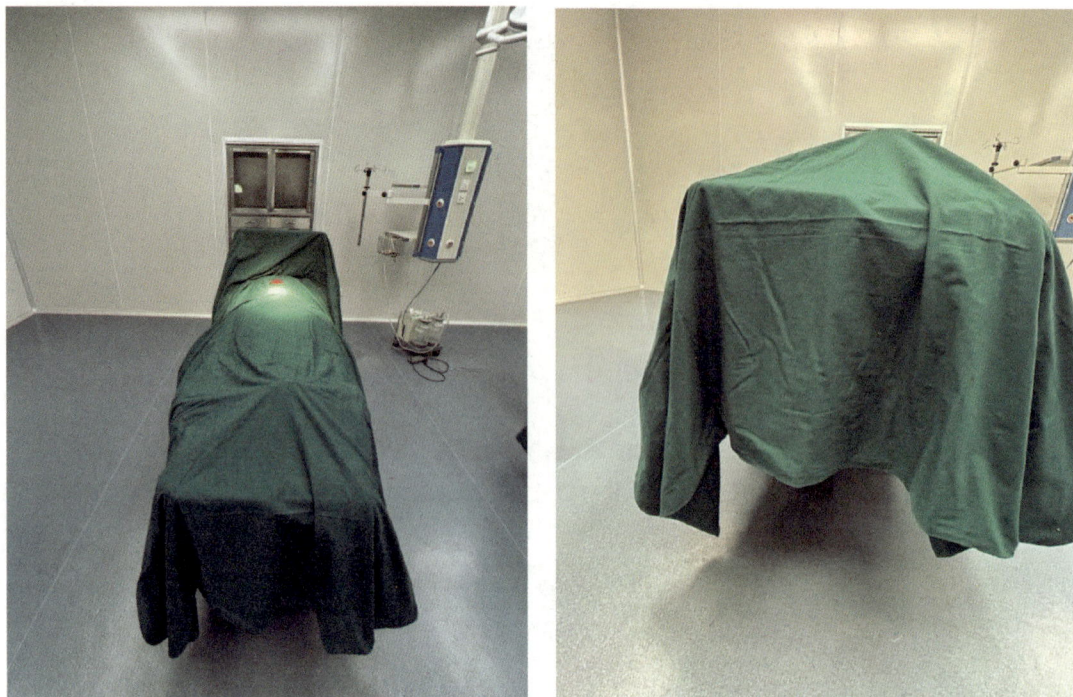

图 1-6-15　大洞单两侧和足端应垂下超过手术台边 30cm

【操作后处理】

1.操作者使用后的医疗废物分类处置。

2.使用过的非一次性手术室器械清洗后打包重新消毒使用。

【注意事项】

1.消毒皮肤应由手术区中心向四周涂擦。如为感染伤口或为肛门区、会阴部手术，则应从手术区的外周涂向中央处。已经接触污染部位的药液纱布不应再返回涂擦清洁处。

2.手术区皮肤消毒范围要包括手术切口周围至少15cm的区域。如手术有延长切口的可能，则应事先相应扩大皮肤消毒范围。

3.若铺巾完毕后要修正某一铺巾只能由手术区向外移。然后再根据需要铺中单、洞单，洞单的头端应盖过麻醉架，两侧和足端部应垂下超过手术台边缘30cm。

任务七 器械台的铺置与管理

情景导入

　　小美是一名手术室见习护士，今天是第一次参与腹部手术护理，如果你是手术室护士，请问你该怎样向小美介绍器械台的铺置与管理呢？要提醒小美在手术过程中如何配合医生完成手术操作，以及在操作过程中要注意哪些事项呢？

【工作任务】

　　1.熟悉无菌器械台的准备和手术的基本过程。

　　2.能配合医生完成手术操作。

学习目标

知识目标

1.熟悉无菌器械台的准备和手术的基本过程。

2.了解巡回护士与器械护士的职责。

能力目标

1.掌握手术器械台的准备。

2.在工作中能根据具体情况发现并处理问题。

素质目标

1.具有较强的无菌观念。

2.具有团队协作精神。

【操作前准备】

　　1.**操作者准备**　更衣、戴口罩、洗手、穿手术衣、戴手套。

　　2.**用物准备**　器械包、器械台、治疗车、消毒液、记录单（手术护理记录单、手术器械敷料清点单、手术安全核查单）、笔、布包、手套、手术衣。

　　3.**环境准备**　手术室宽敞明亮，温湿度适宜。

【操作流程】

以腹部手术为例。

1.整理器械台，将器械按使用顺序分排从左向右摆于器械台上，一般顺序是血管钳、刀、剪、拉钩，备用器械放在近排；海绵钳、盐水碗（或方盘）、弯盘、吸引管、纱布垫、纱布、备用无菌巾放在远排；缝针、刀片放在弯盘内。

2.清点器械、敷料、缝针等，与巡回护士共同核对数目。

3.安放刀片及穿好针线。

（1）刀片安装法　一手持刀柄，一手执持针器夹刀片背面远端中部，将刀片槽形孔的边缘对准刀柄头的两侧，顺刀槽向下拉入刀片。

（2）穿针法　将已浸泡并抹干的线端整好，细线剪成尖形，粗线压成扁平状备用，右手执持针器夹住针的中后1/3交界处并传递给左手，然后右手拇指、示指拿起缝线的前端穿入针孔，拉线过孔约重叠1/3（或6~10cm），合并缝线后卡入持针钳的头部，按所需长度将线剪断。

4.整理器械托盘，盘的右上方放一四折无菌巾，夹上穿好针线的持针器放在巾内，护士所用线剪及缝针放在巾下，缝线、纱布、手术刀、有齿镊、直血管钳、酒精纱布球放在右下角，左侧按使用先后整齐放上器械。

5.切皮前先递一酒精棉球以消毒切口皮肤，切皮后的刀、纱布用弯盘承接另置。

6.器械用完后及时收回擦净、扣紧，整齐放回器械台上，污染器械另外放置。

7.吸引头于每次吸引后应用氯化钠溶液吸引清洗。

8.关闭切口前与巡回护士校对器械敷料、缝针数目。

9.缝皮前后，递一酒精棉球再次消毒皮肤。

【操作后处理】

1.操作者使用后的医疗废物分类处置。

2.使用过的非一次性手术室器械清洗后打包重新消毒使用。

【注意事项】

1.铺无菌器械台的区域必须清洁、干燥。

2.避免无菌区域潮湿、污染。

3.手及其他有菌物品不可接触或跨越无菌区域。

4.注明无菌持物钳的开启日期和时间，有效期不超过4小时。

5.无菌单应盖过无菌器械台，下垂至台下30cm以上。

项目二　外科基本操作技术

任务一　缝合与拆线术

➡️ **情景导入**

　　一患者因摔倒而导致下肢软组织裂伤出血前来外科门诊就诊，小美是一名见习护士，如果你是外科护士，请问你该怎样向小美介绍伤口的缝合？在伤口缝合和拆线操作过程中需要注意哪些事项呢？

【工作任务】

　　1.说出常见的缝合的种类以及适应证。

　　2.掌握单纯间断缝合及拆线术。

📖 学习目标

知识目标

1.掌握单纯间断缝合及拆线术。

2.熟悉缝合、拆线时注意事项。

3.了解缝合的种类及适应证。

能力目标

1.熟练掌握单纯间断缝合及拆线术。

2.学会判断伤口愈合情况，掌握不同区域伤口拆线时间。

素质目标

1.具有较强的无菌观念。

2.具有团体协作能力。

3.在实际操作过程中具有安全观念，避免损伤。

【操作前准备】

1.操作者准备　着装整洁，仪表端庄，穿工作服、戴帽子与口罩、剪指甲。

2.用物准备　①缝合用物：缝合模块（缝合手臂或自制缝合用物）、持针器、缝针、缝线、线剪、镊子、血管钳。②剪线、拆线用物：有齿镊、线剪、皮肤消毒液、无菌纱布、胶布。

3.环境准备　实训室明亮，操作台整洁用物摆放合理。

【操作流程】

缝合是将已切开或断裂的组织对合靠拢，再用缝线贯穿结扎，消除间隙，以利于伤口愈合，是重要的外科手术操作之一。

1.缝合种类　不同的组织、器官、部位，均有不同的缝合方式和方法，缝合的方法很多，基本分类如下。

（1）单纯缝合　单纯间断和双间断（"8"字）、连续缝合和毯边缝合。

（2）内翻缝合　间断内翻缝合法、全层连续内翻缝合法、荷包缝合法。

（3）外翻缝合　连续外翻缝合（弓形缝合）、间断外翻缝合（横褥式，U；垂式褥式，飞机式）。

2.缝合适应证

（1）单纯间断缝合法　适用于缝合皮肤、皮下组织、肌肉、肌腱。

（2）双间断缝合法　适用于缝合腹膜、胃肠黏膜或内层、关节（"8"字）。

（3）内翻缝合法　适用于缝合胃肠吻合，内层用肠线作全层连续内翻缝合，外层用丝线作间断内翻缝合法，小范围的内翻来用荷包缝合（阑尾残端）。

（4）外翻缝合　横U式法适用于缝合血管，垂直"U"式法适用于阴囊皮肤缝合，连续外翻法适用于腹膜缝合。

3.缝合的基本步骤（以皮肤间断缝合为例）

（1）准备　在模型上作一切口，左手持镊子，右手持钳夹已穿好线的缝针。左手持镊子将切口两侧组织拉拢对合，右手持钳利用手腕的转动将缝针、缝线从切口对侧穿至切口近侧。

（2）进针　用左手持镊，提起组织边缘，右手持已夹住针线的持针钳，缝合时用腕部及前臂的外旋力量转动持针钳，使缝针进入，注意针与组织呈垂直方向，沿针体弧度继续推进使针穿出组织少许。

（3）出针　针体的前半部穿出被缝合组织后，即可用镊夹住针体向外沿针体弧度方向拔针，同时持针钳夹住针体后半部进一步前推，协助拔针。也可于针前半部穿透组织后，由助手用血管钳协助将针拔出；还可由术者将已穿透组织的针体后半部松开，然后用持针钳夹住已穿透组织的前半部，将针拔出。

（4）结扎　将针线拔出后，使组织创缘对合，然后进行结扎。

（5）剪线　打开线剪，一靠，二滑，三斜，四剪断线。

4. 常用缝合法的操作流程

（1）单纯间断缝合法　缝一针→打结→剪线，如此反复进行直至缝完切口。

（2）单纯连续缝合法　缝第一针→打结→连续缝合数针（不间断、不打结、不剪线）→直至缝合最后一针（注意线头不穿过伤口两创缘）→打结（单线与双线打结）→剪线。

（3）水平褥式缝合　即从对侧进针至近侧，再从近侧进针至对侧，缝完这两针再打结、剪线。

（4）垂直褥式缝合　即从对侧宽距离进针至近侧宽距离出针，再从近侧窄距离进针至对侧窄距离出针，缝完这两针再打结、剪线。

（5）毯边缝合法　同单纯连续缝合法，但每一针都应从线圈内穿过。

（6）内"8"字缝合　即从伤口对侧下方进针斜向近侧上方出针，再从对侧上方进针斜向近侧下方出针，然后打结、剪线。

（7）外"8"字缝合　即从对侧进针，从近侧等距离穿出，重复一针后打结、剪线。

（8）荷包缝合　即沿切口的外周缝一圈，按顺序进针、出针，最后一针的线与第一针线头同时收紧切口周围，将残端从切口中央内塞包埋，再打结剪线。注意缝针勿穿过黏膜层。

（9）连续内翻缝合　即从对侧进针和出针与切口平衡，至近侧进针和出针与切口平行，反复交替进行。第一针打结和最后一针再打结、剪线。

（10）间断内翻缝合　即从对侧宽距离进针至对侧短距离出针，再从近侧短距离进针至近侧宽距离出针，缝完这两针后打结、剪线。

（11）连续外翻缝合　即由无数个不间断的横褥式缝合而成。从对侧进针至近侧出针，再从近侧进针至对侧出针，如此反复交替进行，直至缝完。缝合第一针和最后一针打结、剪线。

（12）单纯缝扎止血　用血管钳钳夹起需要结扎的组织，以止血点为中心，用弯针将丝线从血管钳的深面、被结扎组织的中间穿过后，依次绕进针点两侧的钳夹组织后收紧、打结结扎、剪线。

（13）"8"字缝扎止血　用血管钳钳夹起需要结扎的组织，以止血点为中心，用弯针将丝线从血管钳的深面、被结扎的组织中间穿过，绕过被结扎组织一侧，再将弯针穿过被结扎组织一次，绕过另外一侧后收紧、打结结扎、剪线。

5.拆线步骤

（1）核对解释　核对患者及床号，解释操作的目的，取得患者的理解及配合。

（2）充分暴露拆线伤口皮肤，注意保暖和保护患者隐私。

（3）合理安置体位（体位舒适）。

（4）用手揭去外层敷料，放在弯盘内，污面向上。

（5）用镊子揭除内层敷料，必要时用盐水湿润后揭下。

（6）用乙醇棉球消毒切口周围及线结外露部分2遍。

（7）持镊（或血管钳）将线结夹住提起，露出缝线少许，将剪刀紧贴皮肤，在结下剪断缝线。

（8）顺切口方向拉出线头。

（9）再用乙醇棉球消毒切口1遍。

（10）覆盖无菌纱布，胶布固定。

（11）如有浅层伤口裂开，用蝶形胶布拉拢（口述）。

（12）如有深层或全层伤口裂开，需再次缝合。

（13）终末处理。①敷料：倒入污物桶内，集中焚毁。②刀剪：消毒液浸泡后洗净，再浸泡备用。③一次性药碗、镊子：毁形后集中处理。

（14）洗手、脱口罩、记录。

【操作后处理】

1.操作后的医疗废物分类处置。

2.使用过的非一次性器械用物按要求放置。

【注意事项】

1.**彻底止血**　无论对什么组织和器官进行缝合，必须在彻底止血的基础上进行。

2.**组织分层对合**　即由深入浅按解剖层次将组织分别对位缝合，两侧所包含的组织多少相等，尤其是缝皮肤时要对合正确，边缘不能重叠或卷曲。良好的组织分层对合是达到最佳愈合的前提，愈合后表面最平整、粘连最轻、瘢痕最少。

3.**缝合方法选择适当**　选择正确的缝合方法是做好缝合的基本条件。不同的组织、器官应选择不同的缝合方法。

4.**操作正确**　进针、出针、缝线走行、缝合深度、缝合组织的对位等，必须符合不同缝合组织、器官的相应要求。

5.**针距、边距适当**　不同组织不同创口，其缝合针距、边距大小也不同，必须根据具体情况决定针距、边距大小，并做到均匀一致。缝合过密、过稀均不利于组织愈合。在保证创口良好闭拢的前提下，缝线越少越好，以减轻组织异物反应。缝合皮肤时，两针间相距以不出现裂隙为宜。如缝合皮肤针距1cm，边距0.5~1.0cm，打结放在切口同一侧，剪线时留线头长短根据线粗细、种类及缝合部位张力而定，以不松脱和尽量减少线头为原则；缝皮肤线头留长约1cm，以便拆线。

6.结扎张力适当　缝合线结扎张力过大时，即缝合绑扎过紧易将缝合组织切割和（或）使绑扎组织缺血坏死，造成感染、脓肿或愈合后形成明显的"+"字缝线瘢痕。绑扎过松，又会使缝合组织间隙不能闭拢，遗留死腔，形成血肿或血清肿，导致感染影响愈合。缝合皮肤时，结扎缝线松紧以切口相触且有轻度外翻为宜。

7.规范拆线时间　一般情况为术后第7天。头部、面部、颈部伤口4~5天拆线；下腹部、会阴部伤口5~6天拆线；胸部、上腹部、背部、颈部的伤口7~9天拆线；四肢伤口10~12天拆线；减张伤口14天拆线，营养不良、老年人及伤口愈合不良患者可以延迟伤口拆线时间，拆线后1~2天应观察伤口情况，注意有无伤口裂开。常规用70%乙醇将切口及其周围消毒，左手持钳或镊提起线头，右手将剪刀打开伸进线圈内，在线结下方近皮肤处剪断缝线，随即将线头沿所剪线的切口一侧方向提出缝线。再用70%乙醇消毒一次，敷无菌纱布。

8.缝合　缝合中注意安全，避免缝针刺伤操作者本身。

任务二　清创换药术

情景导入

外科医生正在帮一名腿部外伤的患者清洗处理伤口，小美是一名见习护士，如果你是外科护士，请问你该怎样向小美介绍伤口的清洗及进一步处理？在伤口愈合过程中如何进行伤口换药护理？伤口处理过程中有哪些注意事项？

【工作任务】

1.伤口的分类有哪些？

2.不同类型伤口清创的要点有哪些？缝合的时间要求有哪些？

3.无菌切口和感染切口的换药注意事项有哪些？

学习目标

知识目标

1.掌握清创的操作方法、切口敷料的更换技术。

2.熟悉清创术前准备、无菌切口、化脓切口的换药流程。

3.了解清创术的目的和原则。

能力目标

1.能分辨无菌切口及感染切口。

2.能配合医生对不同类型的伤口进行清创和更换辅料操作。

素质目标

1.具有较强的无菌观念。

2.关心、爱护患者，对患者有高度责任感，促进患者伤口愈合。

【操作前准备】

1.**操作者准备**　着装整洁，仪表端庄，穿工作服、戴帽子与口罩、剪指甲。

2.**用物准备**　①清创术：无菌手术包、无菌手套、肥皂水、无菌生理盐水、消毒用物（棉签、碘伏或者碘酊、乙醇）、5ml注射器、2%利多卡因、3%双氧水、无菌注射器。②换药术：换药碗两只、无菌镊子2把、纱布、乙醇棉球、盐水棉球、各种伤口用药、棉签、胶布、松节油、弯盘（根据伤口情况增加剪刀、血管钳、探针、引流物等）。

3.环境准备 实训室明亮，操作台整洁，用物摆放合理。

【操作流程】

1.清创术

（1）清洗去污 用无菌纱布覆盖伤口，清洗伤口周围皮肤，剪去伤口周围毛发，除去污垢油腻，然后用无菌等渗盐水冲洗伤口，取出表浅的血凝块异物，创口周围组织进行无菌处理。

（2）清理伤口 施行麻醉后，消毒皮肤和铺盖手术单，清洗伤口内的污物等与一般手术相同，仔细检查伤口后，清除血凝块和异物，切除失活组织和明显挫伤的创缘组织（皮肤和皮下组织等）随时用无菌盐水冲洗，为了处理伤口深部，可适当扩大伤口和切开筋膜。清理伤口直至比较清洁和显露血循环较好的组织。

（3）缝合伤口 更换手术单、器械和术者手套，重新消毒铺巾，伤口内彻底止血，按组织层次缝合创缘，根据清理后的伤口情况，可在缝合的伤口内留置引流物如胶皮膜、软胶导管或者只缝合深层组织，延期（2~4小时后）缝合皮肤和皮下组织。

2.换药术

（1）核对解释。核对患者及床号，解释操作的目的，取得患者的理解及配合。

（2）充分暴露，注意保暖及保护患者隐私。

（3）合理安置体位（体位舒适）。

（4）揭除敷料。用手顺着伤口纵轴揭去外层敷料，放在弯盘内，污面向上，用镊子揭除内层敷料，必要时用盐水湿润后揭下。

（5）清理伤口。右手镊子接触伤口，左手镊子传递无菌物品，两镊子不可交叉使用。

（6）用乙醇棉球消毒伤口周围皮肤两遍，方向正确。

（7）用盐水棉球轻拭伤口。

（8）根据伤口情况正确选用药物、纱布或引流物。

（9）覆盖和固定敷料。覆盖无菌纱布、胶布或绷带固定，注意胶布粘贴方向。

（10）终末处理。①敷料：倒入污物桶内，集中处理，如果是气性坏疽、破伤风等伤口换药的敷料需集中焚烧。②刀剪：消毒液浸泡后洗净，再浸泡备用。③一次性药碗、镊子：毁形后集中处理。

（11）处理其他用物。

（12）洗手、脱口罩、记录。

【操作后处理】

1.操作后的医疗废物分类处置。

2.使用过的非一次性器械用物按要求放置。

【注意事项】

1.认真进行清洗和消毒。

2.尽量清除血凝块和异物及失活组织，但要尽可能保留和修复重要的血管神经和肌腱，较大的骨折体即使已与骨膜分离仍应清洗后放置原位。

3.伤口内止血要彻底，以免形成血肿。观察伤口局部潜行深度、坏死组织的形态质量、肉芽增生是否健康，周围组织是否肿胀，皮肤周围是否正常。

4.缝合时注意组织层的对合，勿残留死腔，皮肤缺损时可用植皮法，使损伤部位（尤其是神经、血管、骨、关节等）表面有皮肤保护。

5.伤口内是否用抗生素，应根据具体情况决定，但局部应用抗生素不能代替清创处理。

6.根据具体伤口性质选择合适的消毒溶液和细菌敏感药物，对症处理伤口。

7.无菌伤口从内到外，由切口向周围皮肤自上而下消毒。感染伤口从外到内，自伤口周围皮肤开始环形向心性消毒。

8.包扎伤口时要保持良好的血液循环。

9.敷料潮湿、松脱及时更换。

任务三　打结术

➡ **情景导入**

外科医生正在帮一名外伤患者进行伤口清创缝合治疗，小美是一名见习护士，如果你是外科护士，请问你该怎样向小美介绍外科打结术？在协助医生打结过程中有哪些注意事项呢？

【工作任务】

1.打结术有多少种分类？

2.打结的注意事项有哪些？

学习目标

知识目标

1.掌握单手打结及器械打结方法。

2.熟悉打结方法。

能力目标

在手术中能协助医生快速打结。

素质目标

1.具有较强的无菌观念。

2.具有团队协作观念。

【操作前准备】

1.**操作者准备**　着装整洁，仪表端庄，穿工作服、戴帽子与口罩、剪指甲。

2.**用物准备**　丝线（或用两节不同颜色的线绳代替）、持针钳或血管钳、打结架固定线绳。

3.**环境准备**　实训室明亮，操作台整洁，用物摆放合理。

【操作流程】

1.基本知识 打结是外科的基本操作技术之一，止血和缝合都离不开打结，结扎是否牢固关系着伤口是否出血及伤口是否会裂开，错误的打结可使扎线滑脱，引起继发性出血，给患者带来痛苦甚至危及生命。同时打结的速度也会影响手术的时间，因此，熟练掌握正确的外科打结法非常必要，外科手术所用的结扎必须牢靠、不会自行松解和滑脱。打结的方法有两种：徒手打结和器械打结，而徒手打结又可以分为单手打结和双手打结。

2.结的种类 有单结、方结、多重结、外科结、假结、滑结。方结由两个方向相反的单结组成，最为牢靠，故最常用；多重结（三重结）是在打好方结后，再打一个与第一结扣方向相同的结，加强牢靠性，用于结扎较大的动脉，或使用肠线、合成线打结时方使用；外科结是将第一结扣线圈绕两圈，不易松开，但费时，一般不采用；通常发生的错误结是假结和滑结，假结由两个方向相同的单结构成，易滑脱，不可采用，滑结是在打方结时，两手用力不均匀，只拉紧线的一端所致，更易滑脱，应尽量避免。

3.徒手打结

（1）单手打结 简便迅速，是手术中最常用的打结方法，但打结过程中要避免打假结和滑结。打结时，一手持线，另一手打结，主要使用拇指、示指、中指三指。持线、挑线、勾线等动作若运用手指末节近指端处，才可做到迅速有效。拉线做结时要注意线的方向。如用右手打结，右手所持的线要短些。此法适用于多种部位的结扎，操作步骤如下。

1）将右侧线尾置于右手掌部，并用中指和拇指捏紧，左侧线尾以左手抓握（图2-3-1）。

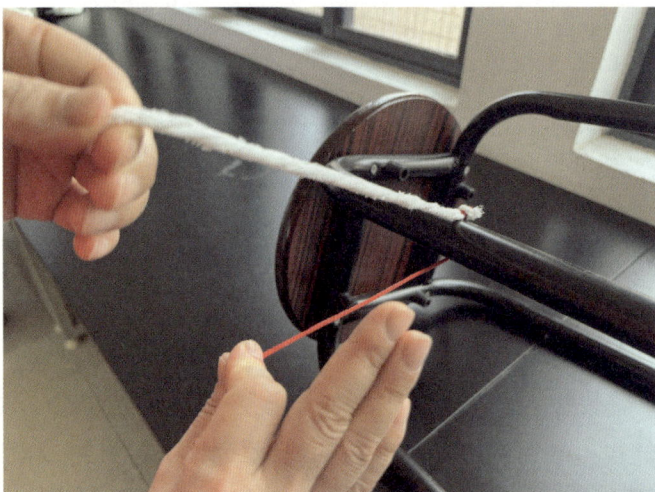

图 2-3-1 第一个单结持线手法

2）将右侧线尾交叉绕过左侧尾（右手示指位于两根线尾之间），构成"4"字（图2-3-2）。

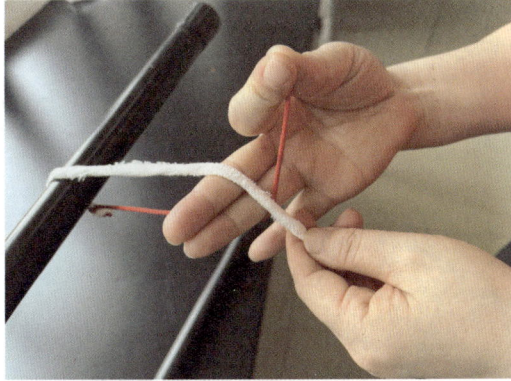

图 2-3-2   "4" 字手法

3）弯曲右手中指远端的指关节（图2-3-3）。

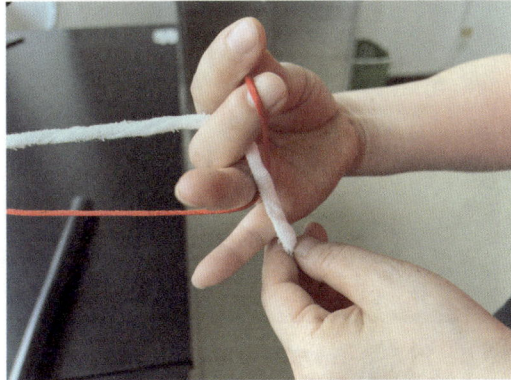

图 2-3-3   右手中指勾线

4）用右手示指的指甲背面将右侧线尾穿过线环（图2-3-4）。

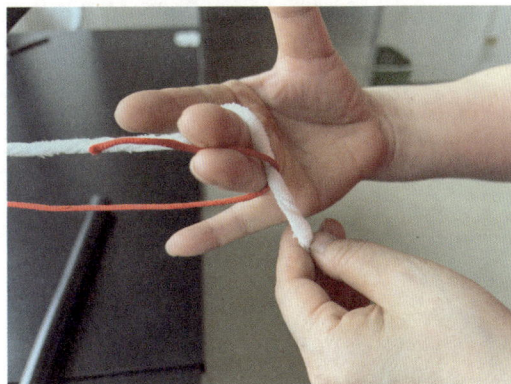

图 2-3-4   右手示指勾线

5）用右手示指和中指的指尖将右侧线尾穿过线环向上提拉（图2-3-5）。

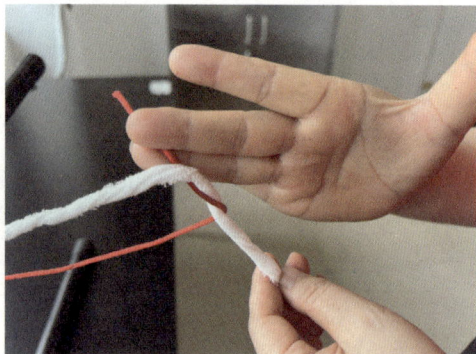

图 2-3-5　右手中指和环指夹线

6）用右手示指和中指将右侧线尾完全拉穿线环（图2-3-6）。

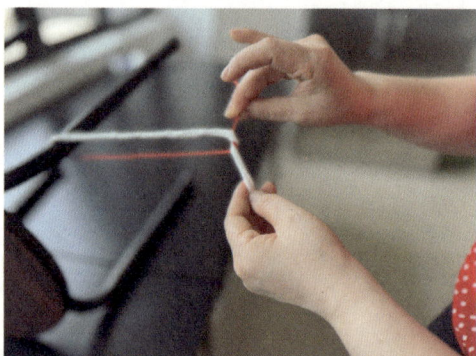

图 2-3-6　右手中指和环指拉线

7）换用右手的拇指和中指捏住右侧线尾，然后平行反向牵拉两根线尾（左手背离术者，右手朝向术者）（图2-3-7）。

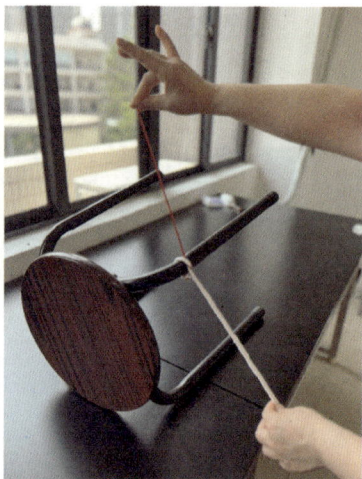

图 2-3-7　右手拇指和中指捏线

8）完成单结（图2-3-8）。

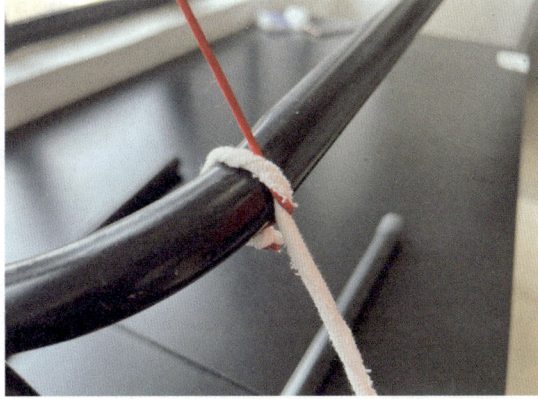

图 2-3-8　第一个单结完成

9）用左手拇外侧钩住左侧线尾（位于左侧线尾的左侧）（图2-3-9）。

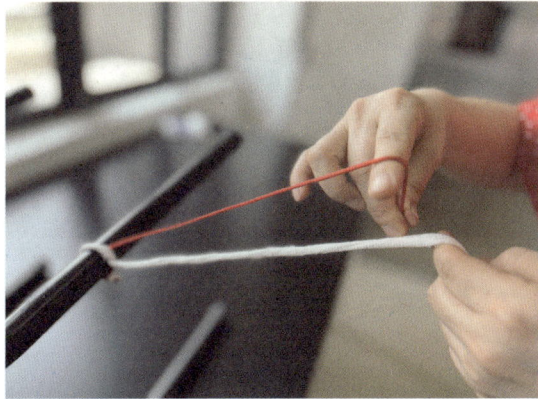

图 2-3-9　第二个单结拿线手法

10）弯曲右手示指远端的指骨关节，用示指的指甲背面将右侧线尾穿过线环（图2-3-10）。

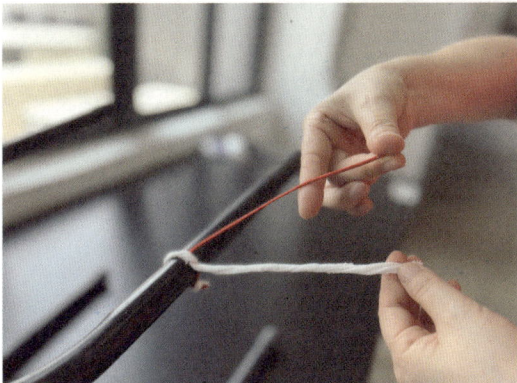

A

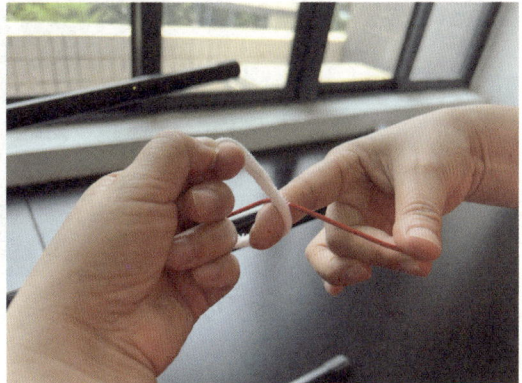

B

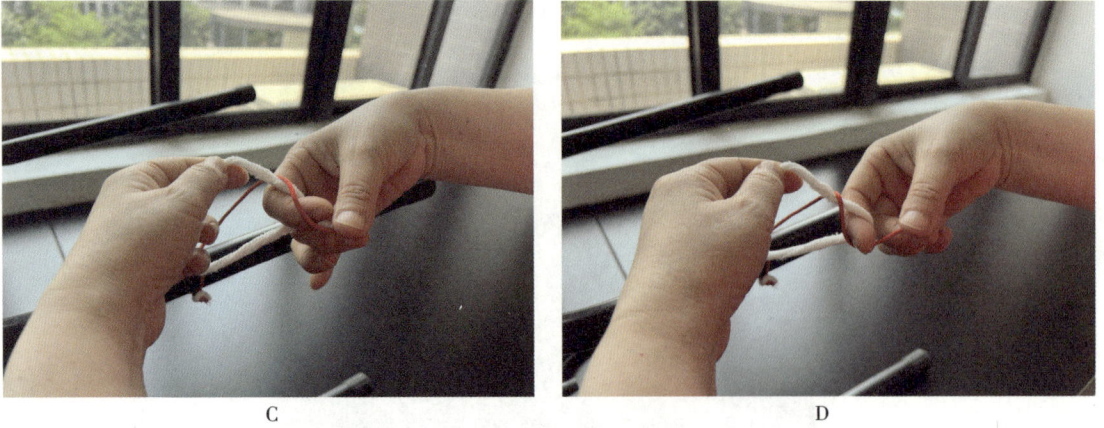

C

D

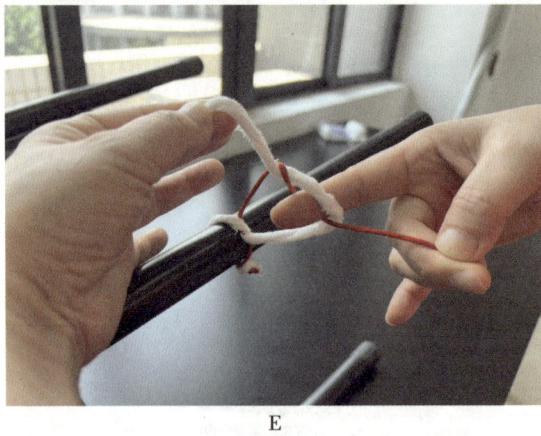

E

图 2-3-10　示指勾线方法

11）用右手示指和中指捏住右侧线尾（图2-3-11）。

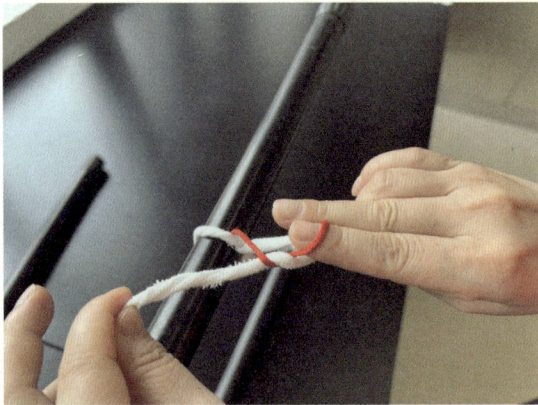

图 2-3-11　示指和中指夹线方法

12）松开捏线的右手拇指和示指，用中指和环指夹住右侧线尾穿过线环（图2-3-12）。

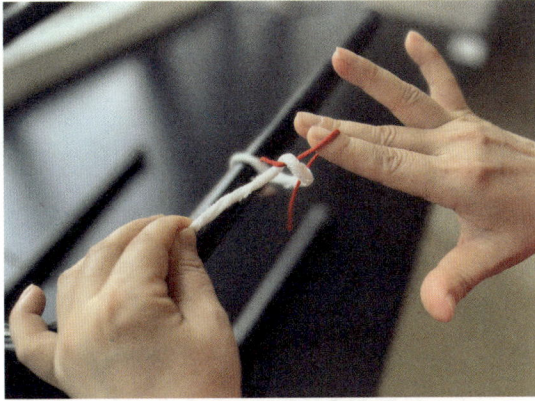

图 2-3-12　示指和中指夹线尾穿线环

13）将右侧线尾穿过线环向下牵拉。右手掌心朝下，重新用右手的拇指和示指捏住右侧线尾，然后平行反向牵拉两根线尾（左手朝向术者，右手背离术者）（图2-3-13）。

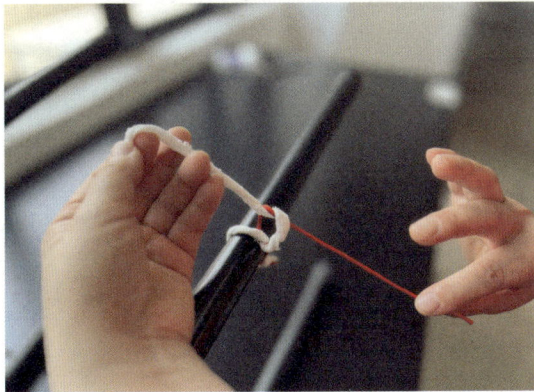

图 2-3-13　第二个单结拉线尾手法

14）完成方结（图2-3-14）。

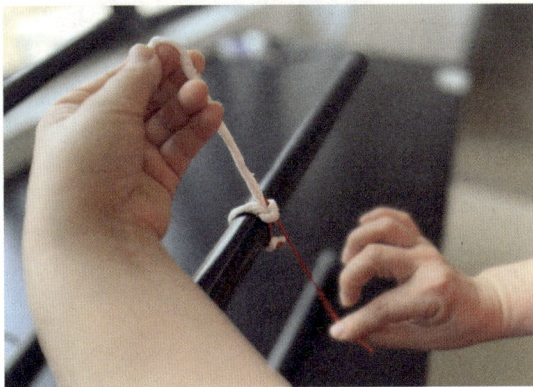

图 2-3-14　第二个单结完成

（2）双手打结　较单手打结更为可靠，不易滑结，双手打结的动作比单手打结复杂。双手打结对深部或组织张力较大的缝合结扎较为可靠、方便，除用于一般结扎外，主要适用于深部组织的结扎和缝扎。

4.器械打结　又称持钳打结。用血管钳或持针器打结，简单易学，适用于深部、狭小术野的结扎或缝线过短用手打结有困难时。优点是可节省缝线、节约穿线时间且不妨碍视线。缺点是，当有张力缝合时，第一结易松滑，需助手辅助才能扎紧。防止松滑的办法是改变结的方向或者助手给予辅助，操作步骤如下。

（1）拉出丝线后，丝线一头长一头短，将持针器放在较长丝线上，丝线逆时针缠绕持针钳一圈形成线环（图2-3-15，图2-3-16）。

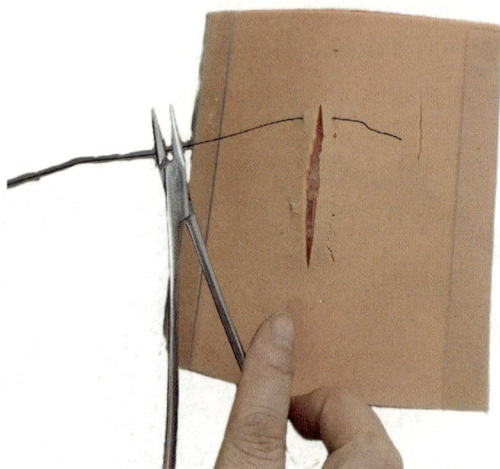

图 2-3-15　止血钳压线

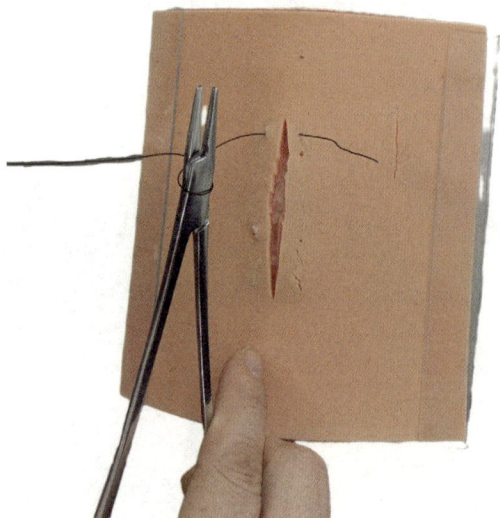

图 2-3-16　长线绕止血钳一圈

（2）用持针器夹住线尾向操作者方向牵拉，另一只手将对侧缝线反向牵拉，平行收紧两根线尾（图2-3-17~图2-3-19）。

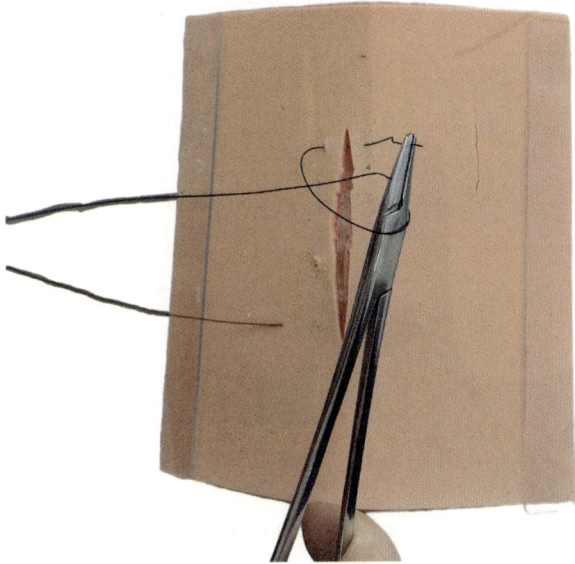

图 2-3-17 止血钳夹线尾

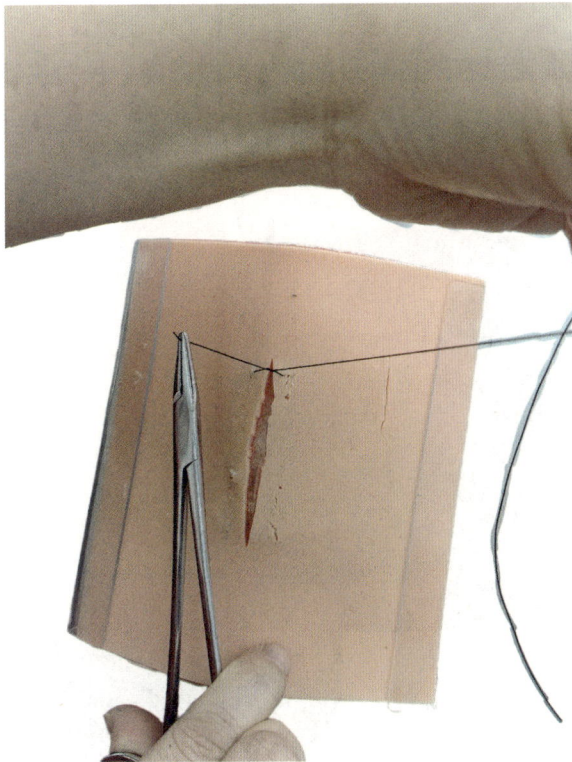

图 2-3-18 止血钳夹线尾拉对侧

【操作后处理】

1.操作后的医疗废物分类处置。

2.使用过的非一次性器械用物按要求放置。

【注意事项】

1.方结是由两个方向相反的单结组成。防止假结（两个方向相同的单结组成）。

2.规范操作，平稳推移缝线，在结扎处两手适量均匀用力拉紧线，保持三点（左手、结扎处、右手）成一线，保证结扎牢固不松脱，防止滑结、缝线拉断和切割组织。

3.若线交叉时则手不交叉，若线不交叉时则手交叉。

4.临床上应避免假结和滑结。

项目三 外伤急救基本技术

任务一 外伤止血

➡ **情景导入**

患者，男，48岁，走路时不小心摔倒。急救人员赶到现场问其摔伤情况，患者表现焦急，主诉右侧肘部伤口疼痛、出血，无其他不适。该如何急救？

【工作任务】

1.该患者需观察内容有哪些？在急救现场还需要做什么检查？

2.该患者如何进行急救处理？

3.该患者急救后该如何进一步处理？

📖 学习目标

知识目标

掌握不同情况下止血的基本方法；各种止血具体的方法、要领和注意事项。

能力目标

1.能对外伤出血患者实施正确的指压止血法止血。

2.能正确使用止血带止血。

3.能独立完成受伤患者加压包扎止血。

素质目标

1.能严肃认真地对待和实施本项目。

2.具备良好的应急反应能力。

3.培养科学严谨的职业理念。

【知识储备】

1.**出血的类型及特点** 见表3-1。

表 3-1 出血的类型及特点

类型	颜色	血流特点
动脉出血	鲜红色	喷泉状
静脉出血	暗红色	涌流
毛细血管出血	红	细小血滴，可自行凝固

2.**出血的种类** 包括外出血和内出血。

（1）外出血 血液流出体位，体外看到出血。

（2）内出血 血液流入胸膜腔、腹膜腔或组织间隙内，体外看不到出血。

3.**出血量判断及危险性**

（1）出血量 < 5%~10%（200~400ml） 可自行代偿无异常表现。

（2）出血量 > 20%（800~1000ml） 面色苍白、冷汗、四肢湿冷。

（3）出血量 > 40%（2000ml以上） 失血性休克，可危及生命。

【操作前准备】

1.**操作者准备** 着装整齐，戴好口罩，修剪指甲，洗手，仪容仪表规范。

2.**患者准备** 告知解释止血目的，争取患者配合。

3.**物品准备** 橡皮管、绷带或三角巾（某些特殊部位可用多头绷带或丁字带）、无菌纱布。在急救情况下，如无绷带和纱布，可用洁净的毛巾、衣服、被单等代替。

【操作方法】

1.**指压动脉止血法** 是用手指、手掌或拳头压迫伤口近心端动脉经过骨骼表面的部位，阻断血液流通，达到临时止血的目的。适用于中等或较大动脉的出血，以及较大范围的静脉和毛细血管出血。

常用压迫止血点如下。

（1）指压颞浅动脉 在伤侧耳前方，一只手的拇指或示指对准下颌关节压迫颞浅动脉搏动点，另一只手固定伤员头部。适用于头顶部、额部、颞部出血（图3-1-1）。

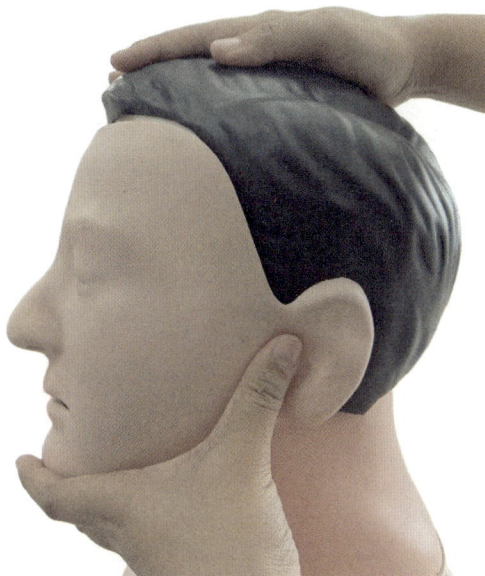

图 3-1-1 指压颞浅动脉

（2）指压面动脉　用一只手的拇指压迫伤侧下颌骨下缘下颌角前约3cm的凹陷处压迫面动脉搏动点，阻断面动脉血流。适用于颜面部出血（图3-1-2）。

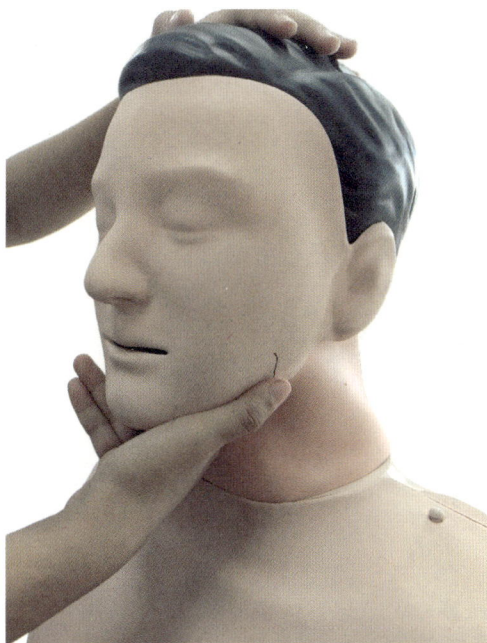

图 3-1-2 指压面动脉

（3）指压耳后动脉　用一只手的拇指压迫伤侧耳后乳突下凹陷处耳后动脉搏动点，阻断耳后动脉血流，另一只手固定伤员头部。适用于一侧耳后外伤大出血（图3-1-3）。

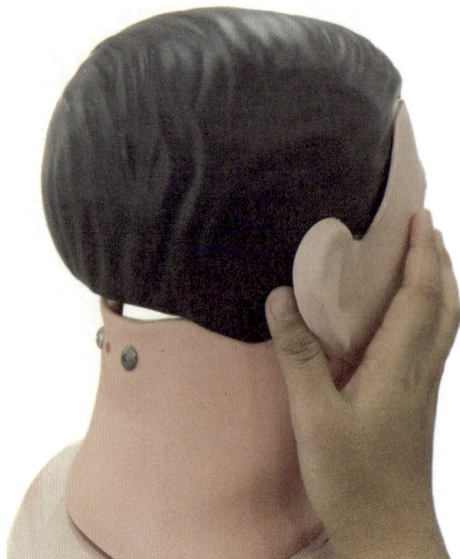

图 3-1-3 指压耳后动脉

（4）指压枕动脉 用一只手的四指压迫耳后与枕骨粗隆之间的凹陷处枕动脉搏动点，阻断枕动脉的血流，另一只手固定伤员头部。适用于一侧头后枕骨附近外伤大出血。

（5）指压锁骨下动脉 用拇指压迫同侧锁骨上窝中部的锁骨下动脉搏动点，对准第1肋骨面，压住锁骨下动脉。适用于肩部、腋部出血。

（6）指压腋动脉 外展上肢90°，在腋窝中点用拇指将腋动脉搏动点压向肱骨头。适用于上臂出血（图3-1-4）。

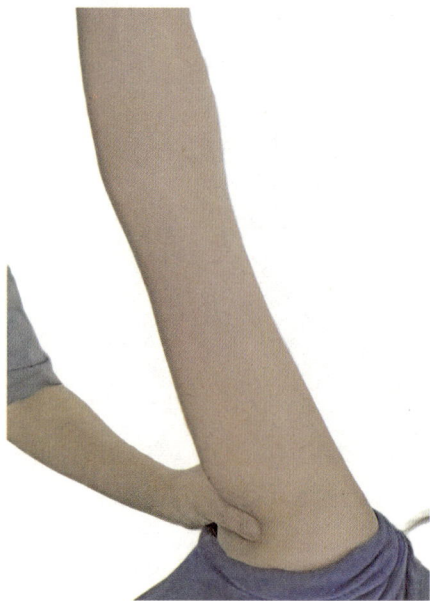

图 3-1-4 指压腋动脉

（7）指压肱动脉 抬高患肢，压迫上臂肱二头肌内侧沟中部，向外对准肱骨，压迫肱动脉搏动点。适用于前臂出血（图3-1-5）。

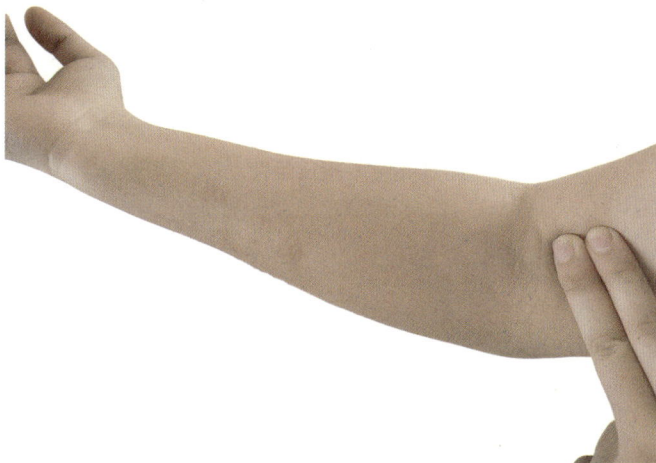

图 3-1-5 指压肱动脉

（8）指压尺、桡动脉 抬高患肢，用两手拇指分别压迫手腕部尺、桡动脉搏动点。适用于手掌出血（图3-1-6）。

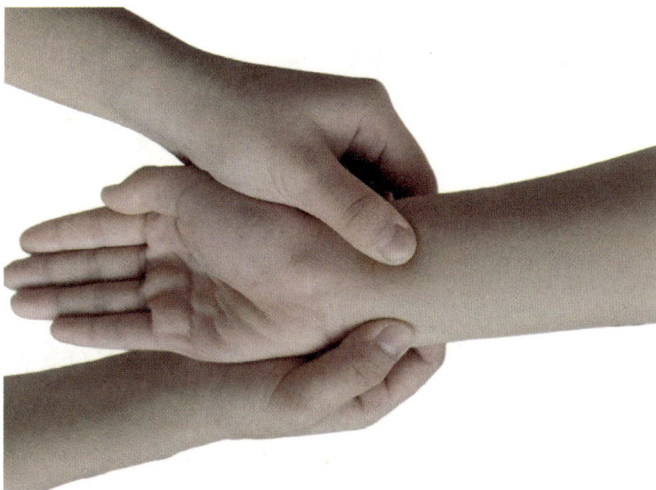

图 3-1-6 指压尺、桡动脉

（9）指压股动脉 用双手拇指重叠用力压迫大腿根部腹股沟中点稍下方，对准强搏动点，压迫股动脉。适用于下肢出血。

（10）指压足背胫后动脉 用两手拇指分别压迫足背中部近足腕处的足背动脉和内踝与跟腱之间的胫后动脉搏动点。适用于足部出血（图3-1-7，图3-1-8）。

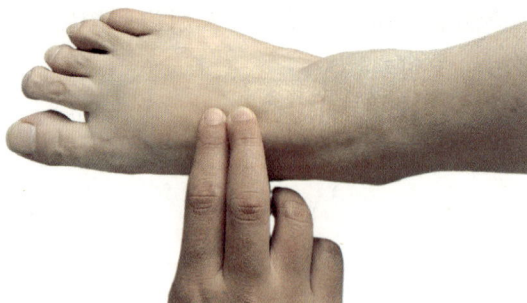

图 3-1-7　指压足背动脉

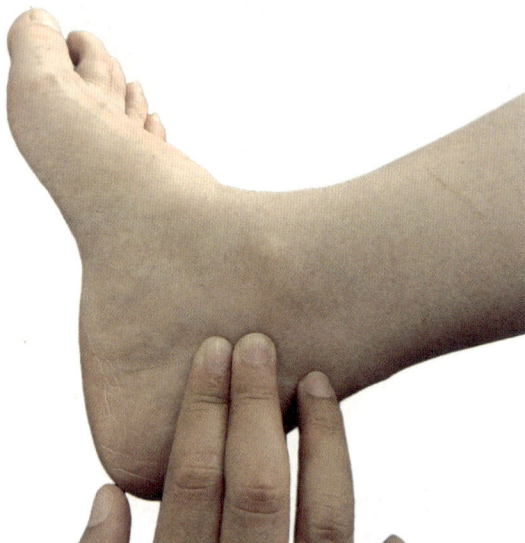

图 3-1-8　指压胫后动脉

2.**加压包扎止血法**　是用敷料覆盖伤口，用绷带、三角巾或干净毛巾、衣服、被单等紧紧包扎能达到较长时间压迫止血目的。体表及四肢伤出血，大多可用加压包扎和抬高肢体来达到暂时止血的目的。此方法适用于小动脉和小静脉出血。

3.**加垫屈肢止血法**　多用于肘或膝关节以下的出血，无骨折和关节损伤时可使用。

4.**止血带止血法**　适用于四肢大出血，四肢常用的一种以橡皮管紧急止血法，如使用正确，止血可靠，在出血部位上方将肢体缠紧即可。若无橡胶管时，用布带、绳子等也可以止血。如使用不当或使用时间过长，止血带可造成远端肢体缺血、坏死，造成残疾。

【操作后处理】

1.人文关怀患者，告诉患者急救车马上到来。

2.注意观察止血远端的血液供应情况。

3.整理用物，洗手，记录抢救时间。

【整体评价】

1.着装整齐规范，具有急救意识。

2.操作过程中，动作规范有效。

3.患者急救成功。

【注意事项】

1.加压包扎止血法注意事项

（1）先用无菌或干净敷料，覆盖伤口（注意无菌原则），外加消毒或干净纱布压垫，再进行包扎。

（2）加压包扎时，松紧要合适，既要止血，又不能完全阻断血液循环。

（3）进行止血时，应先将肢体抬高，包扎范围超出伤口2~3横指，使用绷带包扎止血时要从肢体远端向近端。包扎后如渗透敷料，可再加敷料包扎，直至有效止血。

（4）有骨折或伤口中有异物时，不能用此法。

2.止血带止血的注意事项

（1）"快" 动作快，抢时间。

（2）"准" 看准出血点，准确上好止血带。

（3）"垫" 垫上垫子，不要直接扎在皮肤上。应先用衣服、三角巾或毛巾做衬垫。

（4）"上" 扎在伤口上方，禁止扎在中段。

（5）"适" 松紧适宜，过松达不到止血目的，一般以远端动脉搏动消失出血停止时为准，在上臂中1/3处扎紧易损伤桡神经，经常并发腕下垂症。应作禁忌。

（6）"标" 注明日期、时间精确到分钟。

（7）"放" 每隔40~60分钟放松止血带一次，每次1~2分钟，放止血带要缓慢，并用指压止血法止血（局部可加压包扎）。

（8）"忌" 禁忌使用尼龙绳、电线、铁丝等，防止损伤血管和神经，造成组织坏死。

任务二　包扎

➡ 情景导入

　　患者，男，48岁，走路时不小心摔倒。急救人员赶到现场问其摔伤情况，患者表现焦急，主诉右侧肘部伤口疼痛、出血，无其他不适。急救人员对该患者已进行初步止血的处理，下一步该如何处理？

【工作任务】

　　1.该患者下一步如何处理？

　　2.告知该患者包扎的目的是什么？

📖 学习目标

知识目标

掌握不同情况下包扎的基本方法；各种包扎具体的方法、要领和注意事项。

能力目标

1.能对不同部位患者实施正确的绷带包扎方法。

2.能正确使用三角巾包扎方法。

3.能独立完成受伤患者不同部位加压包扎。

素质目标

1.能严肃认真地对待和实施本项目。

2.具备良好的应急反应能力。

3.培养科学严谨的职业理念。

【操作前准备】

　　1.**操作者准备**　着装整齐，戴好口罩，修剪指甲，洗手，仪容仪表规范。

　　2.**患者准备**　告知解释包扎的目的，争取患者配合，充分体现有效沟通和礼仪表达。协助患者取舒适体位，且便于操作，扶托肢体时保持功能位。

　　3.**物品准备**　物品齐全（绷带数个、滑石粉、纱布垫、棉花、胶布）。

【操作方法】

1.绷带包扎

（1）绷带基本包扎法　根据包扎部位的不同形状而采用合适的方法。

1）环形包扎法　是绷带包扎中最基本、最常用的方法。将绷带作环形的重叠缠绕，下周将上周绷带完全遮盖，最后用胶布将带尾固定或将带尾中间剪开分成两头，打结固定。此法用于绷带包扎开始与结束时，固定带端及包扎颈、腕、胸、腹等粗细相等的部位的小伤口（图3-2-1）。

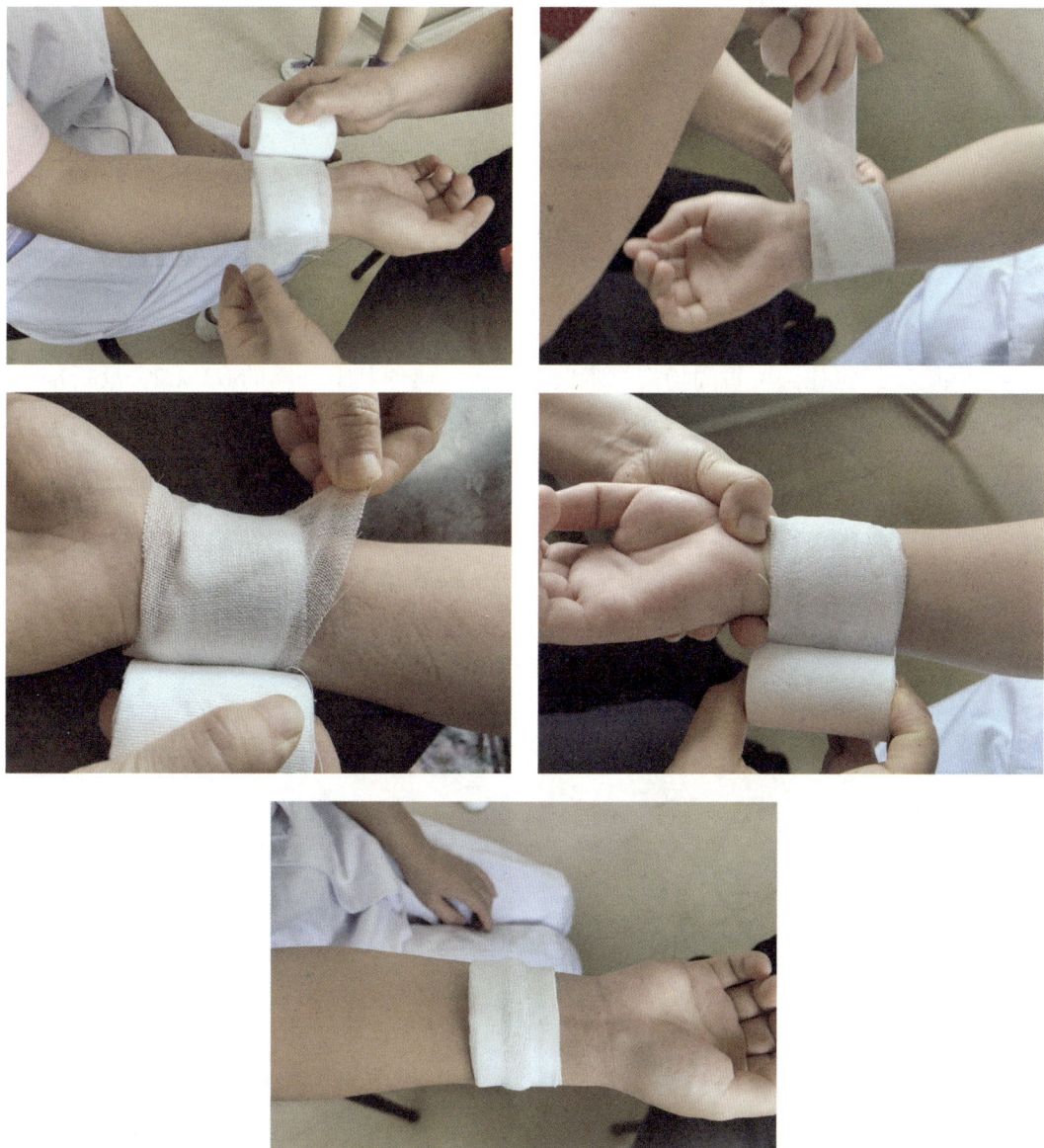

图 3-2-1　环形包扎法

2）蛇形包扎法　先将绷带以环形法缠绕数圈，然后以绷带宽度为间隔，斜行上缠，各周互不遮盖。适用于需由一处迅速延伸至另一处时，或作简单的固定。夹板固定多用此法。

3）螺旋形包扎法　先环形缠绕数圈，然后稍微倾斜螺旋向上缠绕，每周遮盖上一周的1/3~1/2。用于包扎直径基本相同的部位，如上臂、手指、躯干、大腿等（图3-2-2）。

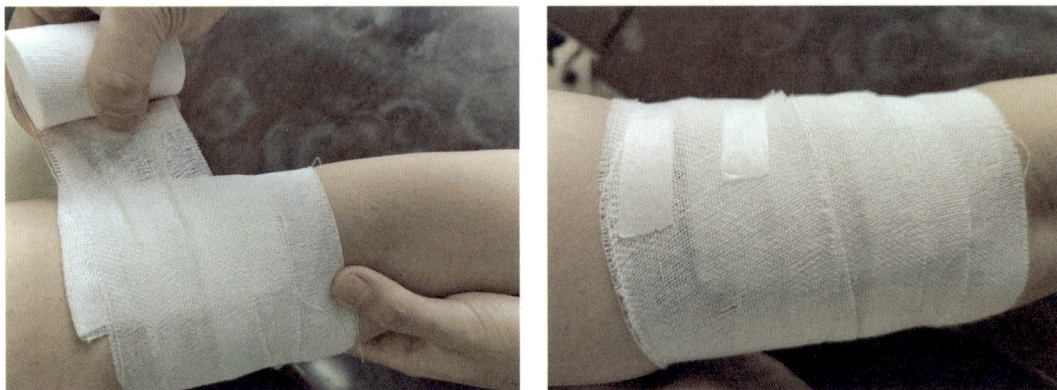

图 3-2-2　螺旋包扎法

4）螺旋反折包扎法　每周均把绷带向下反折，遮盖其上一周的1/3~1/2，反折部位应相同，使之成一直线。用于直径大小不等的部位，如前臂小腿等。注意不可在伤口上或骨隆突处反折（图3-2-3）。

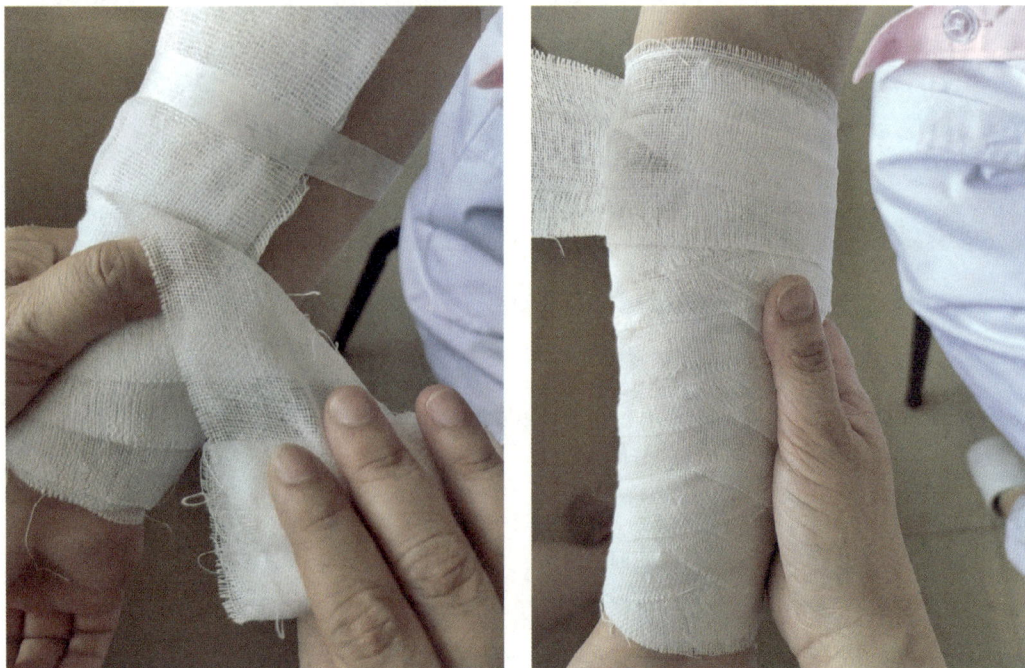

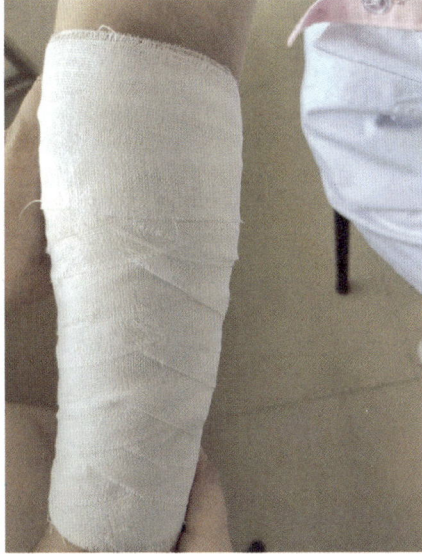

图 3-2-3 螺旋反折包扎法

5）"8"字形包扎法 在伤处上下，将绷带由下而上，再由上而下，重复做"8"字形旋转缠绕，每周遮盖上一周的1/3~1/2。用于直径不一致的部位或屈曲的关节如腕、肘、肩、髋、膝等部位，应用范围较广（图3-2-4）。

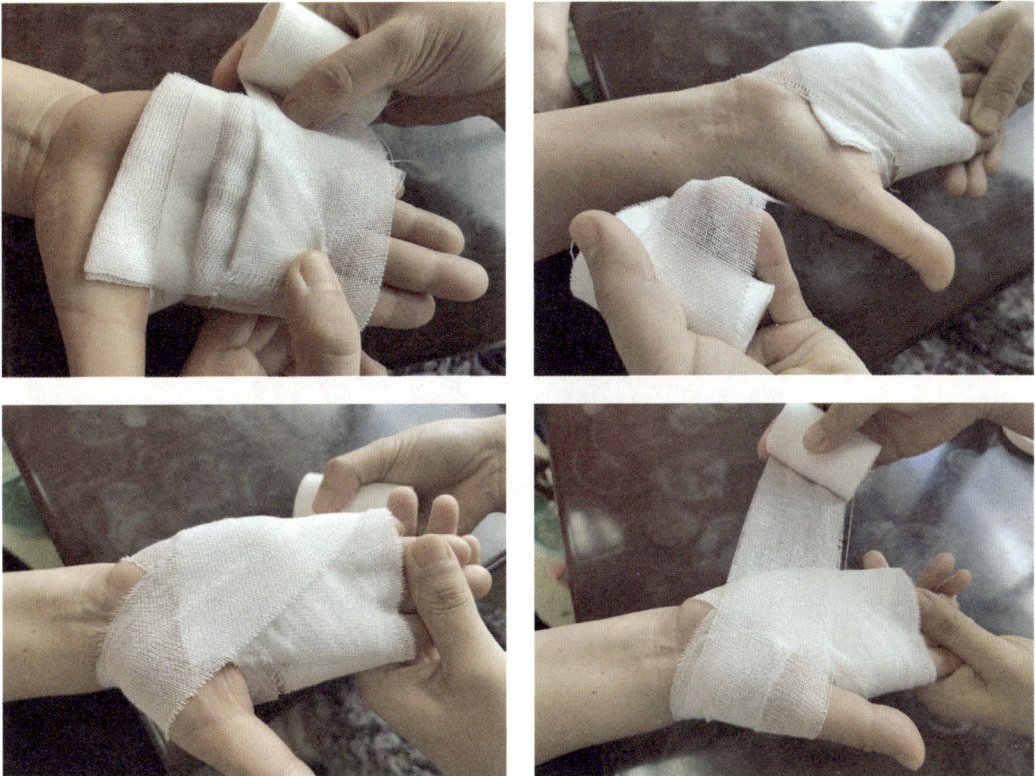

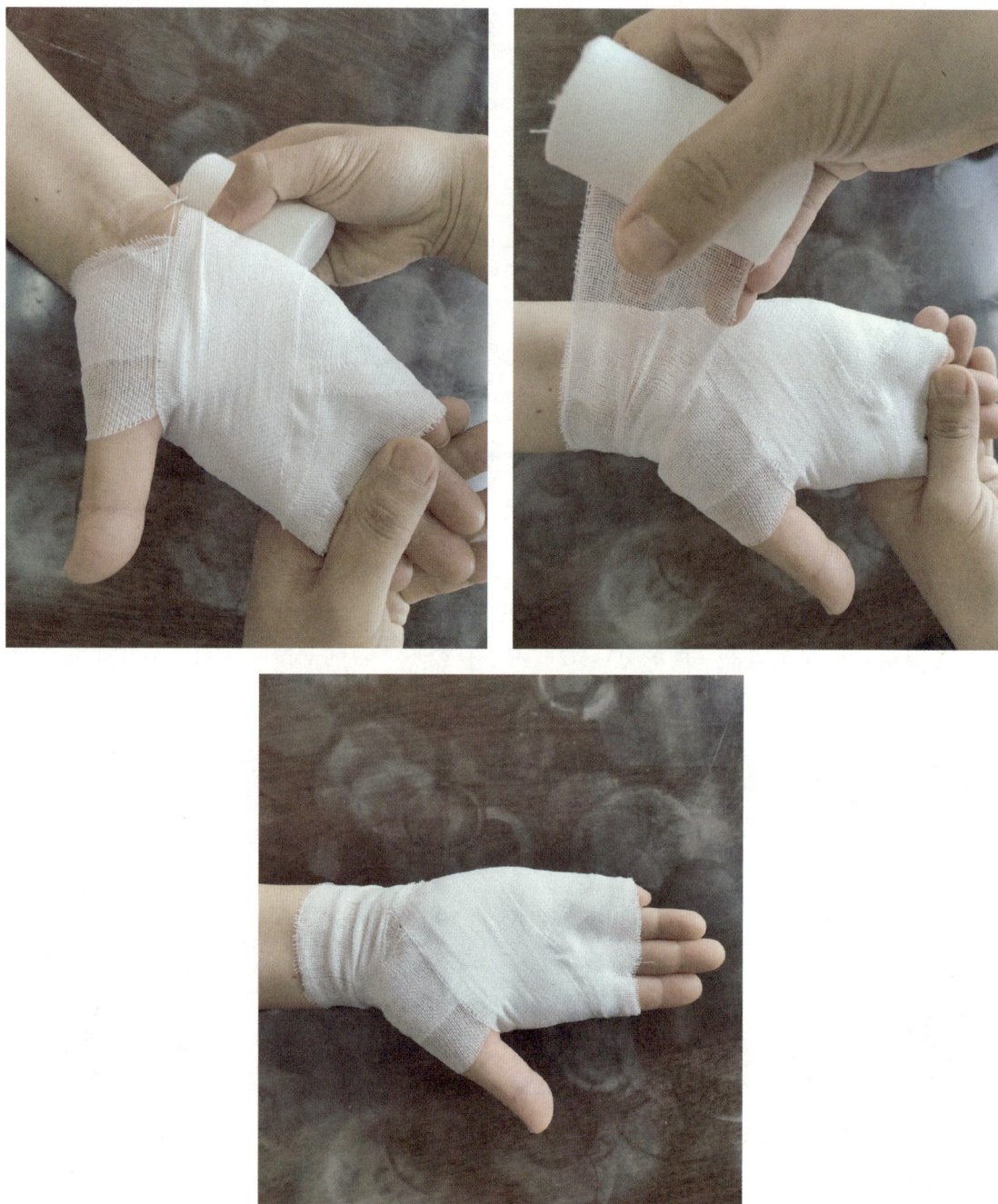

图 3-2-4 "8"字形包扎法

6）回返包扎法 多用来包扎没有顶端的部位如指端、头部或截肢残端。头部外伤的帽式包扎法也采用此法。

（2）包扎步骤

1）起点 医务人员面对患者，选择宽度适宜的绷带，一手握绷带轴，拇指把持卷轴，另一手取出绷带头端，绷带头在下，绷带轴在上，从远心端或伤口中央包起，并用拇指固定，预留一斜角，按环形法包绕两圈，绕第二圈时将斜角反折压住。

2）移行 据包扎部位选用合适的包扎法进行包扎并向远心端移行，移行时后一周应遮盖前一周的1/2或2/3，注意平整贴实地包住患处及敷料。

3）固定 包扎完毕按环形法绕两周，将绷带尾端毛头向内折，用胶布固定或将尾端剪开一段打结固定。

（3）整理 洗手记录，协助患者穿好衣服，询问舒适度，整理用物。

2.三角巾包扎法 三角巾制作简单，应用方便，包扎部位广，还可折成条带、燕尾巾或连成双燕尾巾使用。

（1）头面部包扎

1）头顶部包扎 将三角巾的底边向上反折约3cm，其正中部放于伤员的前额，与眉平齐，顶角拉向头后，三角巾的两底角经两耳上方，拉向枕后交叉，交叉时将顶角扫在一端，压在下面，然后绕到前额，打结固定。

2）风帽式包扎法 将三角巾顶角和底边中央各打一结，即成风帽状，将顶角结放于额，边结放在后脑勺下方，包住头部，两角往面部拉紧，向外反折包绕下颊，然后拉到枕后，打结即成。

3）下颌部包扎法 将三角巾底边折至顶角呈三四横指宽，留出顶角及系带。将顶角及系带放于后颈正中，两端往前，右端包裹下颌，至伤员右耳前左端交叉，两端分别经耳前与下颌部，在头顶连同系带拉上一同打结。

4）双眼包扎法 将三角巾折成三指宽，从后向前，在鼻梁上交叉遮住双眼，绕回后枕部打结。注意双耳需外露。

（2）肩、胸背部包扎

1）燕尾巾包扎单肩 把燕尾巾夹角朝上，放在伤侧肩上。向后的一角压住并稍大于向前的角，燕底边包绕上臂上部打结，然后两燕尾角分别经胸、背拉到对侧腋下打结。

2）燕尾巾包扎双肩 两燕尾角等大，夹角朝上对准项部，燕尾披在双肩上，两燕尾角分别经左、右肩拉到腋下与燕尾底角打结。

3）燕尾巾包扎胸部 将三角巾折成鱼尾状，并在底部反折一道边，横放于胸部，两角向上，分放于两肩上并拉至颈后打结，再用顶角带子绕至对侧腋下打结。

4）三角巾包扎胸部 将三角巾底边横放在胸部，约在肘弯上3cm，顶角越过伤侧肩，垂向背部，三角巾的中部盖在胸部的伤处，两端拉向背部打结。顶角也和该结一起打结。

（3）腹、臀部包扎

1）燕尾巾包扎腹（臀）部 燕尾巾底边系带围腰打结，夹角对准大腿外侧中线，前角大于后角并压住后角，前角经会阴向后拉与后角打结。臀部包扎方法与腹部相同，只是位置相同，后角大于前角。

2）三角巾包扎腹（臀）部　三角巾顶角朝下，底边横放于脐部，拉紧底角至腰部打结，顶角经会阴拉至臀上方，同底角余头打结。

（4）四肢包扎

1）三角巾包扎上肢　将三角巾一底角打结后套在伤侧手上，结之余头留长些备用，另一底角沿手臂后侧拉到对侧肩上，顶角包裹伤肢，前臂屈至胸前，拉紧两底角打结。

2）三角巾包扎手、足　手指对着三角巾的顶角，将手平放于三角巾中央，底边位于腕部，将顶角提起放于手背上，然后拉两底角在手背部交互，再绕回腕部，于掌侧或背侧打结。足的包扎与手相同。

【操作后处理】

1.人文关怀患者，告诉患者急救车马上到来。

2.注意观察包扎远端的血液供应情况。

3.整理用物，洗手，记录抢救时间。

【整体评价】

1.着装整齐规范，具有急救意识。

2.操作过程中，动作规范有效。

【注意事项】

1.包扎伤口时，先简单清创并盖上消毒纱布，然后再用绷带包扎。操作小心、谨慎，不要触及伤口，以免加重疼痛或导致伤口出血及污染。

2.包扎时松紧要适宜，过紧会影响局部血液循环，过松易导致敷料脱落或移动。

3.包扎时要保持患者舒适的体位。包扎的肢体必须保持功能位置。皮肤皱褶处如腋下、乳下、腹股沟等，应用棉垫或纱布衬隔，骨隆突处也用棉垫保护。需要抬高肢体时，应给适当的扶托物。

4.根据包扎部位，选用宽度适宜的绷带和大小合适的三角巾等。

5.包扎绷带移行的方向为自下而上、由左向右，从远心端向近心端包扎，有利于静脉血液的回流。绷带固定时的结应放在肢体的外侧面，忌在伤口上、骨隆突处或易于受压的部位打结。

6.解除绷带时，先解开固定结或取下胶布，然后以两手互相传递以松解。紧急时或绷带已被伤口分泌物浸透干涸时，可用剪刀剪开。

绷带包扎（前臂伤口）操作程序及评分标准

考生姓名＿＿＿＿＿＿＿　　学号＿＿＿＿＿＿＿　　班级＿＿＿＿＿＿＿　　总分＿＿＿＿＿＿＿

项目	操作程序及技术要求	分值	考试评分
评 估 （5分）	1.评估患者意识，确认患者意识清楚，能够配合护士工作 2.评估患者伤情，受伤肢体有无肿胀、麻木，末端血液循环情况等 3.向患者解释，取得合作	1 3 1	
计 划 （准备） （15分）	1.考生 （1）仪表端庄、着装规范 （2）七步洗手法洗手 （3）戴口罩	2 5 2	
	2.物品准备齐全，放置合理：无菌纱布、宽绷带（8cm）、剪刀、胶布、弯盘等	5	
	3.环境：环境清洁、安静、光线充足（口述）	1	
实 施 （70分）	1.核对、准备（开始计时） （1）携用物至床前，核对患者信息 （2）根据伤情选择合适体位（坐位或卧位）	1 2	
	2.包扎 （1）用无菌纱布覆盖伤口 （2）面向患者，右手持绷带卷，左手持绷带头端并将其展平，以外侧面斜放紧贴患肢（敷料远心端） （3）先环形缠绕2周起始 （4）再根据包扎部位情况采用螺旋法（每一周压在前一周的1/3~1/2）或螺旋反折法由肢体远心端向近心端缠绕包扎固定伤口敷料，确保手指外露，松紧适度，美观 （5）结束时环形缠绕2周 （6）用胶布在肢体外侧固定绷带末端，如采用打结固定，带结应避开伤口和骨隆突处 （7）包扎过程中应注意询问患者感觉，是否有不适，松紧是否合适，观察肢端血液循环情况	3 6 6 10 4 4 4	
	3.观察（口述） （1）包扎完毕，检查包扎肢端末梢血液循环（肢端皮肤颜色、温度、感觉、末梢动脉搏动），肢体有无肿胀等 （2）询问患者是否有不适，绷带包扎松紧是否合适 （3）包扎应牢固、舒适、平整、清洁，包扎的肢体应保持功能位 （4）肢体水肿明显时用三角巾悬吊肢体（口述）	4 2 2 2	
	4.整理、记录 （1）协助患者躺下，取舒适卧位，盖好被盖 （2）整理床单位 （3）用物分类处置 （4）洗手、脱口罩，记录包扎日期、时间、包扎部位及方式（口述）	2 2 2 4	
	5.健康指导 （1）防止肢体受压、敷料受潮，适当抬高患肢 （2）必要的功能锻炼，饮食指导（禁辛辣、海腥类饮食） （3）如有不适，及时复诊（计时结束）	4 4 2	
评 价 （10分）	1.包扎操作熟悉、准确、规范 2.操作过程中关爱患者，沟通良好，具有爱伤观念 3.包扎松紧适宜、整齐、美观，动作轻重适宜，处理及时有效，肢端血液循环良好	2 2 6	
合计		100	
备注：操作时间为6分钟，计时时间到则终止操作，未完成部分不计分。			

考官签名：

任务三 小夹板固定护理技术

情景导入

患者，男，16岁，因与同学打架导致左上臂受伤。急救人员赶到现场问其受伤情况，患者表现焦急，主诉疼痛、肿胀、畸形，急救人员查体可见反常活动、骨擦感、左上肢明显缩短，受伤处未见出血，全身未见其他不适。急救人员对该患者已进行骨折复位的处理，并拨打120急救电话。

【工作任务】

1.该患者下一步如何处理？

2.告知该患者固定的目的是什么？

学习目标

知识目标

1.掌握小夹板固定术的护理方法和术后注意事项。

2.熟悉小夹板固定术的适应证和禁忌证。

能力目标

1.能熟练掌握小夹板固定的注意事项。

2.能正确掌握小夹板固定术的固定方法。

素质目标

1.能严肃认真地对待和实施本项目。

2.操作中处处体现出人文关怀。

3.态度和蔼，解释得当。

【知识储备】

小夹板固定术的适应证与禁忌证如下。

1.适应证

（1）适用于四肢闭合性管状骨骨折手法复位后需固定者，但股骨骨折因大腿肌肉丰富，牵拉力大，需结合持续骨牵引。

（2）指骨骨折可用纸板、木片等材料制成的超小夹板，外粘胶布固定即可。

2.禁忌证

（1）肿胀严重。

（2）疑有血管、神经损伤。

（3）合并感染的开放性骨折。

（4）需长途运送者等。

【操作前准备】

1.操作者准备　着装整齐，戴好口罩，修剪指甲，洗手，仪容仪表规范。

2.患者准备　告知解释小夹板固定的目的，争取患者配合，充分体现有效沟通和礼仪表达。

3.物品准备　物品齐全（小夹板数个、衬垫物、绷带、肢体清洁及消毒用物、三角巾备用）。

【操作方法】

1.评估患者意识状态、摔伤经过，观察患侧肢体有无肿胀、水疱及远端肢体感觉、运动及血液供应情况，并进行局部皮肤的清洁。

2.协助患者取舒适体位，不要随意移动和活动患肢，告知固定目的，立即报告医务人员或家属，并拨打急救电话。

3.根据骨折部位选择相应规格的预制夹板，准备软质固定衬垫。

4.小夹板外的捆绑带松紧要适度，以扎带提起能上下移动1cm为宜。

5.固定后注意观察患肢远端的感觉、运动、末梢血液循环情况，防止发生骨筋膜室综合征。

6.抬高患肢，促进肢体血液回流，减轻疼痛和肿胀。

【操作后处理】

1.人文关怀患者，告诉患者急救车马上到来。

2.注意观察固定远端的血液供应情况。

3.整理用物，洗手，记录固定时间。

【整体评价】

1.着装整齐规范，具有急救意识。

2.操作过程中，动作规范有效。

3.患者急救成功。

【注意事项】

1.小夹板一般不超过上、下关节，便于固定期内及时进行关节功能锻炼，促进骨折愈合。

2.绑扎的松紧度要适宜，以上下可移动1cm为宜。绑扎太松或衬垫不当失去固定作用，可导致畸形愈合，绑扎太紧可产生压迫性溃疡、缺血性肌肉挛缩，甚至肢体坏疽。

3.固定后注意观察患肢远端的感觉、运动、末梢血液循环情况。

4.经常检查固定部位，及时调整捆绑带松紧度。

5.告诫患者不可私自调整捆绑带，如有不适及时报告医护人员。

任务四　脊柱骨折搬运

情景导入

　　患者，女，55岁，高处坠落后出现严重呼吸困难、四肢不能自主活动。查体：颈椎明显后突畸形及压痛，大小便失禁，四肢瘫痪，高热，有较重痰鸣音。X线提示：颈4~5骨折，合并脱位。

【工作任务】

　　1.该患者如何搬运？搬运的目的是什么？

　　2.搬运的方法有哪些？

学习目标

知识目标

1.掌握不同骨折患者不同搬运的方法；各种搬运的注意事项。

2.熟悉骨折患者的搬运技巧。

能力目标

1.能对不同部位骨折患者实施正确的搬运方法。

2.能熟练掌握骨折患者的搬运技巧。

素质目标

1.能严肃认真地对待和实施本项目。

2.发扬救死扶伤，实行革命的人道主义精神。

3.发扬吃苦耐劳的职业精神。

【知识储备】

　　在搬运骨折患者过程中，掌握正确的救护方法可以保证伤员生命安全，避免因搬运造成更大损伤。常用搬运方法如下。

　　1.背负法　多用于伤者不能自行行走，救护人员只有一人时。对于失去意识，神志不清的伤者，可采用交叉双臂紧握手腕的背负法；对于神志清醒的伤者可采用普通背负法，只要抓紧伤者的手腕使其不要左右摇晃即可。当救护者需要攀附其他物体才能保持平衡脱离险境时，可将伤者横扛在肩上，用一只手臂固定伤者，另一只手臂用于攀附。但该方法不适用于脊柱骨折、股骨干骨折和胸部损伤的伤者。

2.**抱持法**　救护者一手抱其背部，一手托其大腿将伤者抱起。若伤者有意识则让其一手抱着救护者的颈部。

3.**拖拉法**　如伤者较重，一人无法背负或抱持时，救护者可以从后面抱住伤者将其拖出。

4.**双人搬运之椅托法**　两名救护者面对面分别站在伤者两侧，各伸出一只手放于伤者大腿之下并相互握紧，另一只手彼此交替搭在对方肩上，起支持伤者背部的作用。

5.**双人搬运之双人拉车法**　两名救护者，一个站在伤者的头部两手伸于腋下，将其抱入怀中；另一人站在伤者的两腿之间，抱住双腿。两人步调一致，将伤者抬起运走。

6.**脊柱损伤搬运法**　对于损伤严重的患者，如头颈部骨折、脊柱骨折、大腿骨折、开放性胸腹外伤等，必须要有多名救护人员协同参加并应用器械，才能防止因搬运不当而造成的伤残或死亡。

【操作前准备】

1.**操作者准备**　着装整齐，戴好口罩，修剪指甲，洗手仪容仪表规范。

2.**患者准备**　和患者沟通，安慰患者，告知患者平卧于原地，不要随意移动和活动。

3.**物品准备**　担架（硬板）、小枕头（小毛巾折叠而成，约10cm）、大枕头2个、绷带数卷。

【操作方法】

1.**四人搬运**　四个人分别站在相应位置（头颈部、胸腰部、臀和大腿部、膝关节和小腿部），一人喊口令，四人同时用力将患者平托移至担架上，腰部垫压小枕头。

2.**固定**　患者身体两侧用枕头或衣物塞紧，用带子绕硬质担架上1~2圈固定，以防患者在搬运过程中跌落。

3.**搬运患者**　患者头部向后，足部向前，随时观察患者的病情变化；抬担架的人脚步行动要一致，前面的人开左脚，后面的人开右脚，平稳前进；上下坡时注意担架水平状态。

【操作后处理】

1.告知患者取平躺卧位的重要性。

2.整理用物，洗手。

3.记录单上记录患者姓名、疑似骨折部位、搬运方法、搬运时间、局部情况。

【整体评价】

1.着装整齐规范，具有爱伤意识。

2.操作过程中，动作规范有效。

3.患者搬运成功。

【注意事项】

1.在搬运过程中，伤员及担架必须严格固定，防止途中颠簸、摆动造成进一步损伤。同时要密切注意伤员的神志、呼吸、心跳，出现异常立即抢救。

2.伤员自觉口渴难耐时，可用小勺喂给伤员少量淡盐水，并密切观察伤员反应，是否出现呛咳、恶心、疼痛加剧等表现，如果出现则立即停止。

3.对扎止血带的伤员，每隔40~60分钟放松一次，每次1~2分钟。

4.抽搐的伤员上下牙齿间垫塞纱布以防止咬伤舌部。

5.危重伤员要做好明显的伤情标志，以便入院后尽快抢救。

任务五　院外单人徒手心肺复苏术

情景导入

患者，男，40岁，溺水被救出后，神志不清，呼吸停止，口唇发绀，如果你在现场，是第一目击人，该如何急救？

【工作任务】

1.该患者发生了什么情况？

2.该患者如何进行急救？

3.该患者急救后如何处理？

学习目标

知识目标

1.熟悉开放气道、人工呼吸和胸外心脏按压的具体操作方法。

2.了解心肺脑复苏的目的。

能力目标

1.熟练掌握心肺复苏操作流程。

2.掌握人工呼吸和胸外心脏按压操作的注意要点。

素质目标

1.具有急救意识。

2.关心、理解患者，生命第一。

3.具有严谨细心的职业态度与职业奉献精神。

【知识储备】

1.心肺复苏术（CPR） 是针对呼吸、心跳骤停所采取的一切抢救措施，是一项基本的临床急救技能。在现场急救中，主要是就地进行人工呼吸和心脏按压，支持人体的基础生命活动。心脏骤停的发生率逐年上升，发病急骤，病死率高，抢救成功率低。若能及时采取正确有效的心肺复苏措施，患者可能得救而存活。

2.心脏骤停的临床表现

（1）意识突然丧失或伴有短暂的抽搐。

（2）大动脉搏动消失。

（3）自主呼吸停止。

【操作前准备】

1.**操作者准备** 着装整齐，仪容仪表规范。

2.**物品准备** 心肺复苏模型、无菌纱布块、酒精、棉签、碗盘等。

【操作流程】

1.**评估环境和抢救时间** 发现有人晕倒，环顾四周，环境安全（如患者触电、火灾现场、毒气中毒、坠物危险、车流不断的大马路上等，则不能贸然行动），记录开始抢救时间（图3-5-1）。

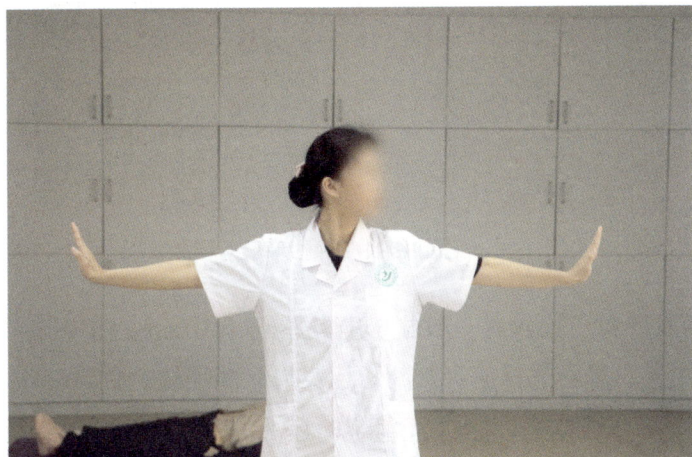

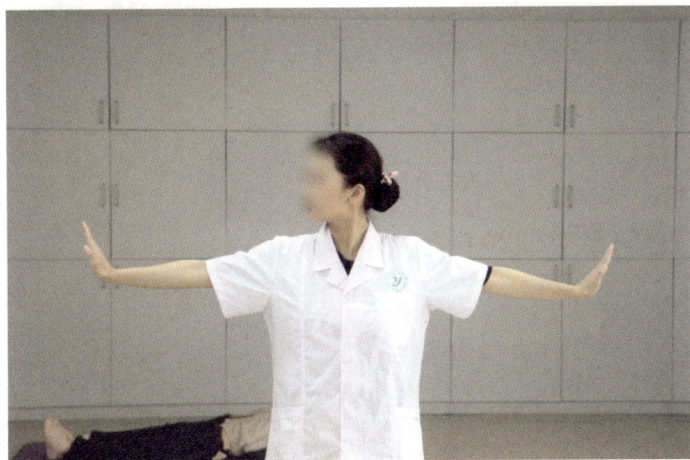

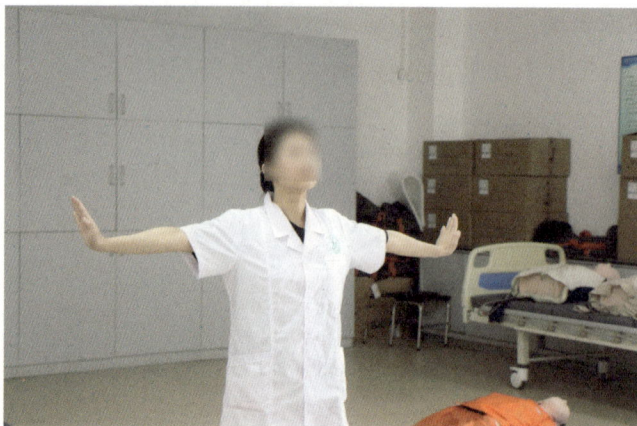

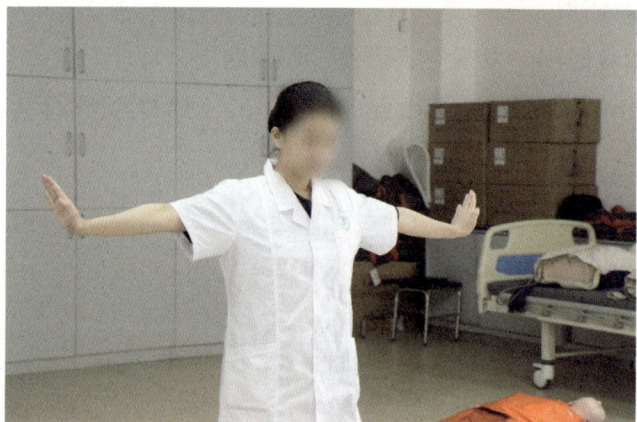

图 3-5-1　评估环境

2.意识的判断及呼救　抢救者一般位于患者左侧，用双手轻拍患者双肩，靠近两耳呼喊："喂！你怎么了？"患者无反应。判断意识丧失立即呼救，启动EMS：快来人啊！这里有人晕倒了，请这位先生（女士）快点拨打120急救电话，打完电话过来帮忙（图3-5-2）！

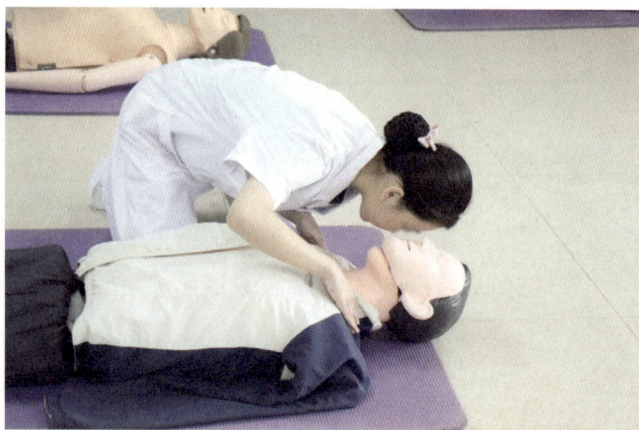

图 3-5-2　判断意识

3.**判断是否有颈动脉搏动和自主呼吸**　一摸（用右手的中指和示指从气管正中环状软骨划向近侧颈动脉搏动处）二听三感觉四看（抢救者一侧耳朵挨近患者鼻部听是否有呼吸音，一侧面部挨近患者口鼻部感觉是否有气流拂过，眼睛观察患者胸部起伏）6~10秒（1001、1002、1003、1004、1005、1006、1007、1008）判断无颈动脉搏动和自主呼吸，需要进行心肺复苏术（图3-5-3）。

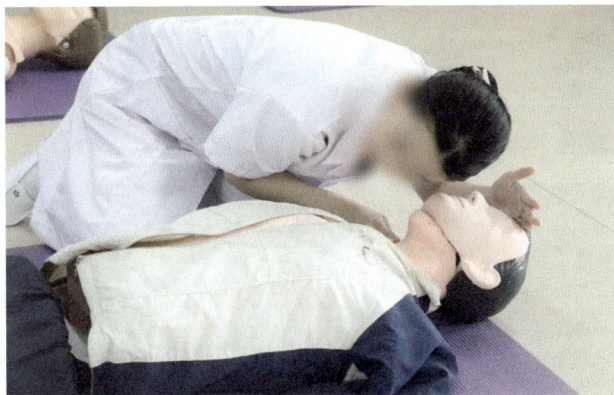

图 3-5-3　判断颈动脉搏动和自主呼吸

4.**摆复苏体位**　将患者安置在硬板平面上，松解衣领及裤带，头、颈、躯干、四肢在同一轴线上，双上肢位于身体两侧（图3-5-4）。

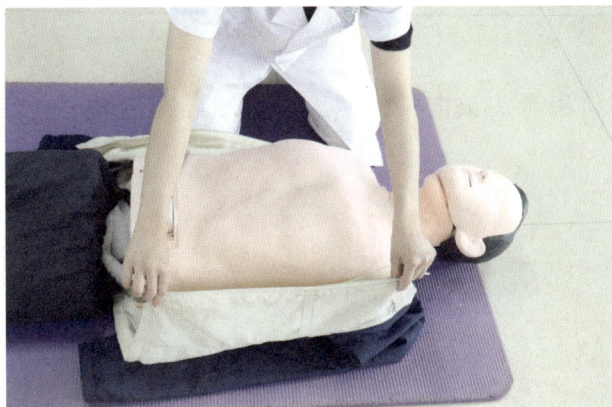

图 3-5-4　摆复苏体位

5.**胸外心脏按压**　两乳头连线中点（胸骨中下1/3处），用左手掌跟紧贴患者的胸部，两手重叠，左手五指翘起，肩、肘、腕呈一直线，以髋关节为支点，用上身力量用力按压30次（按压频率至少100~120次/分，按压深度5~6cm），按压与放松的比例是1:1，放松时使胸廓完全回弹，但掌根不能离开胸壁。同时眼睛瞄向患者面部，观察患者面色变化（图3-5-5）。

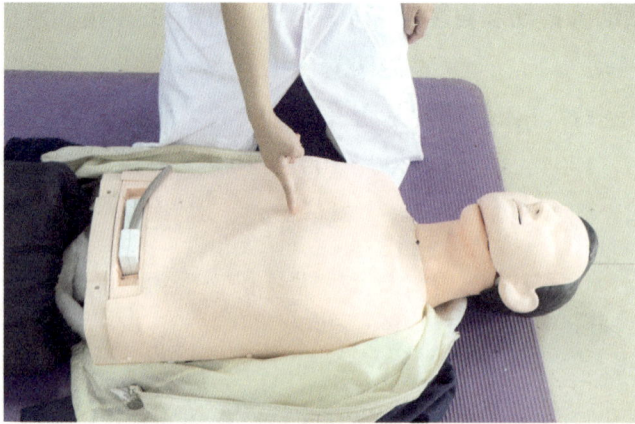

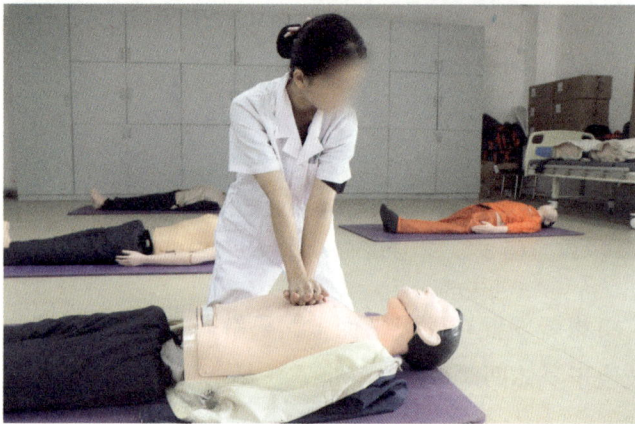

图 3-5-5　按压部位

6.**清理呼吸道**　将患者头偏向一侧，清除口腔异物，取出义齿，保持呼吸道通畅
（图 3-5-6）。

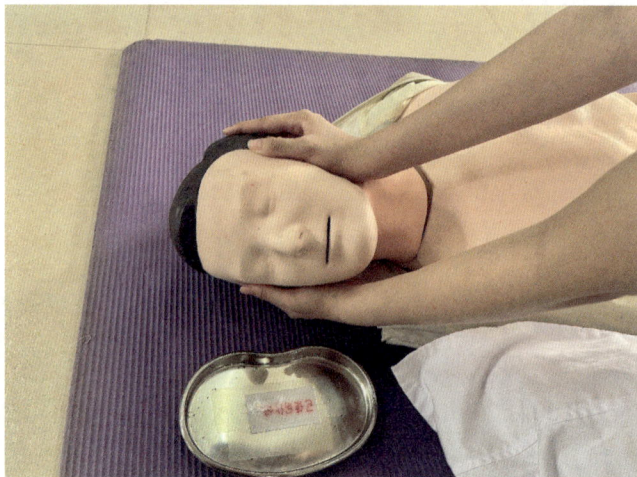

图 3-5-6　清理呼吸道

7.开放气道　检查颈部无损伤，采用仰头举颌（颏）法，即左手小鱼际置于前额，用力向后压使头部向后仰，右手的示指与中指置于下颌骨近下颏或下颌角处，抬起下颌，使下颌与耳垂连线垂直于地面（图3-5-7）。

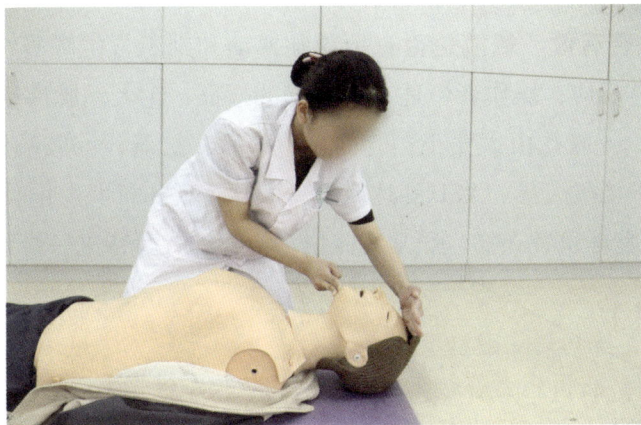

图 3-5-7　仰头举颌法开放气道

8.人工呼吸

（1）口对口人工呼吸　开始向患者口腔吹气时，左手拇指和示指捏紧患者鼻孔，张大嘴巴把患者口唇包紧，呈密闭状，吹气量为成人潮气量500~600ml，吹气时间持续2秒以上，确保患者胸廓抬起，松开患者鼻子和嘴约2秒，确保患者胸部向下塌陷，有气流从口鼻排出，重复上述动作一次（图3-5-8）。

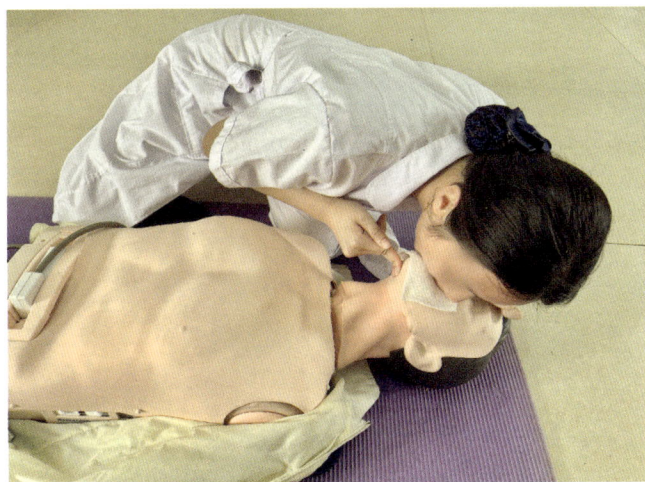

图 3-5-8　口对口人工呼吸

（2）口对鼻呼吸　当不能进行口对口呼吸时，应给予口对鼻呼吸，如溺水、口腔外伤。

（3）如有简易呼吸器则应用简易呼吸器　一手以"CE"手法固定，一手挤压简易呼吸器，每次送气500~600ml，频率10~12次/分。

9.持续2分钟的高效率的CPR　以心脏按压∶人工呼吸30∶2的比例进行，操作5个周期。

10.判断复苏是否有效　触摸是否有颈动脉搏动和判断自主呼吸6~10秒，观察瞳孔、嘴唇、甲床，呼之有反应，操作者口述有效复苏的指征∶①大动脉搏动恢复；②自主呼吸恢复；③意识恢复；④瞳孔由大变小；⑤面色（口唇）红润；⑥肢端回暖。效果不佳者，应持续CPR直到救护增援人员、AED到达或患者恢复呼吸和意识为止。

11.复苏成功　整理患者衣物，摆复苏体位，告知患者等待进一步医疗救援。

【操作后处理】

1.人文关怀患者，告诉患者急救车马上到来，急救车到来之前会一直陪着患者。

2.心肺复苏后体位应采取侧卧位。

3.整理用物，洗手，记录抢救时间。

【整体评价】

1.着装整齐规范，具有急救意识。

2.操作过程中，动作规范有效。

3.患者急救成功。

【注意事项】

1.复苏体位一定在硬板平面上。

2.判断大动脉搏动和自主呼吸抢救前后在6~10秒内同时进行。

附：

单人徒手心肺复苏术操作程序及评分标准

项目	操作程序及技术要求	分值	考试评分
准备 （2分）	1.考生：仪表端庄，着装规范，修剪指甲 2.物品准备齐全，放置合理：模拟人、弯盘、纱布、酒精、棉签	1 1	
实施 （88分）	1.判断、呼救（开始计时） （1）评估环境，确保环境安全，记录抢救时间 （2）判断意识：拍打、轻摇患者肩部靠近耳边并大声呼唤患者："你怎么了？能听见我说话吗？"（口述） （3）紧急呼救：确认患者意识丧失，立即呼叫，启动应急反应系统（请旁人拨打120并帮忙）（口述） （4）判断脉搏、呼吸 ①解开衣领 ②判断颈动脉搏动：以示指和中指触摸颈动脉，观察有无大动脉搏动（口述） ③检查颈动脉搏动同时检查呼吸：将脸靠近患者鼻孔附近，视线观察胸部有无起伏（终末叹气应视为无呼吸） ④6~10秒完成	2 1 2 1 3 3 2	
	2.安置体位 （1）立即使患者仰卧位，置于平实地面 （2）头、颈、躯干在同一轴线上 （3）双上肢放于身体两侧，四肢无扭曲 （4）解开衣领、腰带，暴露患者胸腹部	2 2 2 2	
	3.胸外按压 （1）按压部位：剑突上方2横指处或两乳头连线中点 （2）按压方法：两手掌根部重叠，手指翘起不接触胸壁，上半身前倾，双肩位于双手的正上方，两臂伸直（肘关节伸直），垂直向下用力，快速均匀按压 （3）按压幅度：胸骨下陷5~6cm （4）按压频率：100~120次/分 （5）胸廓回弹：每次按压后使胸部充分回弹，（按压和放松时间1∶1），放松时手掌不离开胸部，连续按压30次 （6）尽量不要中断按压：中断时间控制在10秒内	3 6 3 4 3 2	
	4.开放气道 （1）检查口腔，清除口腔及呼吸道分泌物（口述无分泌物或异物） （2）取出活动义齿（口述） （3）判断颈部有无损伤（口述无损伤） （4）用仰头提颏法充分开放气道（怀疑头部或颈部损伤时使用推举下颌法）（口述）	2 1 1 2	
	5.人工呼吸 （1）保持患者口部张开状态 （2）吹气时用左手拇指和示指捏住患者鼻孔，呼气时松开 （3）双唇紧贴并包绕患者口部缓慢吹气，吹气时间为1秒，见明显胸廓隆起即可，避免通气过度 （4）连续吹气2次，吹气同时观察胸廓情况 （5）按压与人工呼吸之比30∶2，连续5个循环（2分钟内完成）	1 5 8 4 2	

续表

项目	操作程序及技术要求	分值	考试评分
实施 （88分）	6.判断复苏效果 （1）颈动脉搏动恢复 （2）自主呼吸恢复 （3）散大的瞳孔缩小，对光反射存在 （4）面色、口唇、甲床和皮肤色泽转红润，肢端回暖 （5）意识恢复	3 3 2 1 1	
	7.复苏后整理 （1）患者衣服整理及安全卧位（侧卧位） （2）人文关怀 （3）记录时间（计时结束）	3 5 1	
整体评价 （10分）	1.正确完成5个循环的复苏，人工呼吸与心脏按压有效 2.抢救及时，程序正确，操作规范，动作迅速 3.注意保护患者安全，并做好自身职业防护	5 4 1	
合计			
备注：操作时间为6分钟，计时结束则终止操作，未完成部分不计分。			

考官签名：

项目四 管道护理技术

任务一 胸腔闭式引流护理技术

→ **情景导入**

患者，男，28岁，因左侧胸部突发性疼痛、胸闷2小时余入院，查体：R 27次/分，BP 120/75mmHg，左侧语颤减弱、左胸部叩诊呈鼓音，左肺呼吸音消失。辅助检查：胸部DR提示左侧气胸，左肺压缩约75%，诊断为左侧气胸，入院后急诊拟行左侧胸腔闭室引流术，作为管床护士，需做好哪些护理措施？

【工作任务】

1.如何协助医生完成胸腔闭室引流术？

2.对胸腔闭室引流术后患者的引流装置怎样做好日常护理？有哪些注意事项？

学习目标

知识目标

1.了解胸腔闭室引流术的目的。

2.正确评估胸腔闭室引流术的适应证。

能力目标

1.掌握胸腔闭式引流护理技术的操作方法。

2.熟悉胸腔闭式引流护理技术的注意事项。

素质目标

1.严格遵守无菌操作观念。

2.操作过程需做好患者的心理护理。

【操作前准备】

1.**操作者准备** 注重着装、仪表、态度，戴好帽子、口罩、洗手、戴手套；核对医嘱，检查引流装置。

2.**用物准备** 消毒胸腔引流瓶（胸导管接管、引流管、1000~2000ml一次性胸腔引流瓶1个）、无菌生理盐水500ml、大号血管钳2把、别针、橡皮筋、纱布、弯盘、手套、听诊器、消毒液、胶布、医疗垃圾桶、护理记录单。

3.**环境准备** 室内光线明亮、室温适宜，必要时需适当遮挡，请无关人员回避。

4.**患者准备** 核查医嘱，辨识患者，向患者及家属解释胸腔闭室引流术的目的及过程，取得患者及家属同意。

【操作流程】

1.**核对解释** 核对患者及床号，解释操作的目的，取得患者的理解及配合。

2.**查对说明**

（1）查看引流瓶及管道有无破裂。

（2）查看消毒胸腔引流瓶的消毒日期。

3.**安置卧位** 患者取半卧位，利于引流和呼吸。

4.**连接引流管**

（1）将引流管与橡皮塞中的长玻璃管上端相连。

（2）倒无菌生理盐水300~500ml于水封瓶内并标上记号（使长玻璃管插入液面3~4cm）。

（3）按无菌技术操作，把引流管的另一端与患者胸导管相连。松开胸导管的血管钳，观察引流是否通畅。

（4）用别针、橡皮筋将引流管固定在床单或衣服上，引流管要有一定长度（一般60cm以上）以防翻身时脱出。

5.**更换引流瓶**

（1）用2把血管钳夹紧玻璃接管上端的胸导管。

（2）松开下端橡皮管及水封瓶的血管钳。

（3）接上新备好的全套无菌胸腔引流瓶。

6.**观察记录** 密切观察引流液的量、颜色、性质、水柱波动，并做好记录，发现异常及时报告医生。

【操作后处理】

（1）操作完毕，置患者于舒适的体位，了解患者的感受，整理床单位。

（2）清理用物，归还原处，洗净双手。

【注意事项】

1.严格无菌操作，防止感染。

2.保持引流管通畅，管道的长度适宜。注意观察引流管波动情况，挤压引流管时注意将引流管下端捏紧，防止瓶内液体回流至胸腔造成逆行感染。

3.水封瓶须低于胸腔60cm以上，以防液体倒流入胸腔。

4.鼓励患者深呼吸和有效咳嗽及排痰，遵医嘱予以雾化吸入，使痰易于咳出，促进肺的扩张，预防肺部并发症。

5.胸导管注入药物时，应暂停引流2~3小时。

6.闭式引流主要靠重力引流，水封瓶液面应低于引流管胸腔出口平面60cm。任何情况下引流瓶不应高于患者胸腔，以免引流液逆流入胸膜腔造成感染。定时挤压引流管，30~60分钟1次，以免管口被血凝块堵塞。挤压方法为：用止血钳夹住排液管下端，两手同时挤压引流管然后打开止血钳，使引流液流出。检查引流管是否通畅最简单的方法是观察引流管是否继续排出气体和液体，以及长玻璃管中的水柱是否随呼吸上下波动，必要时请患者深呼吸或咳嗽时观察。水柱波动的大小反应残腔的大小与胸腔内负压的大小。正常水柱上下波动4~6cm。如水柱无波动，患者出现胸闷、气促，气管向健侧偏移等肺受压的症状，应疑为引流管被血块堵塞，需设法挤捏或使用负压间断抽吸引流瓶短玻璃管，促使其通畅，并通知医生。

7.运送患者时双钳夹管，下床活动时，引流瓶位置应低于膝关节，保持密封。

8.观察引流液的量、颜色、性状、水柱波动范围，并准确记录。手术后一般情况下引流量应小于80ml/h，开始时为血性，以后颜色为浅红色，不易凝血。若引流量多，颜色为鲜红色或红色，性质较黏稠，易凝血，则疑为胸腔内有活动性出血。每日更换水封瓶。做好标记，记录引流量。如是一次性引流瓶无需每日更换。

9.若引流管从胸腔滑脱，立即用手捏闭伤口处皮肤，消毒后用凡士林纱布封闭伤口，协助医生做进一步处理。如引流管连接处脱落或引流瓶损坏，立即双钳夹闭胸壁导管，按无菌操作更换整个装置。

10.拔管指征48~72小时后，引流量明显减少且颜色变淡，24小时引流液小于50ml，脓液小于10ml，胸部X线示肺膨胀良好、无漏气，患者无呼吸困难即可拔管。方法：嘱患者先深吸一口气后屏气即可拔管，迅速用凡士林纱布覆盖，宽胶布密封，胸带包扎一天。

11.拔管后观察患者有无胸闷、呼吸困难、切口漏气、渗液、出血、皮下气肿等症状。

任务二　脑室引流护理技术

➡️ **情景导入**

患者，男，63岁，因外伤致头部疼痛30分钟入院，辅助检查：头颅CT提示左侧颅内血肿，入院诊断左侧颅内血肿，入院后行左侧颅内血肿清除加脑室引流术，目前需对脑室引流管进行护理，作为管床护士，需做好哪些护理措施？

【工作任务】

1.如何完成患者脑室引流管的护理？

2.脑室引流管护理技术需注意哪些问题？

学习目标

知识目标

1.掌握脑室引流术的适应证。

2.了解脑室引流术的目的及意义。

能力目标

1.掌握脑室引流护理技术的操作方法。

2.熟悉脑室引流护理技术的注意事项。

素质目标

严格遵守无菌操作观念，操作过程需做好患者的心理护理。

【操作前准备】

1.**操作者准备**　注重着装、仪表、态度，戴好帽子、口罩、洗手、戴手套；核对医嘱。

2.**用物准备**　治疗车及治疗盘、无菌脑室引流袋、治疗巾、一次性手套、消毒剂、棉签、弯盘、胶布、剪刀、血管钳、医疗垃圾桶、护理记录单。

3.**环境准备**　室内光线明亮、保持环境安全、整洁。

4.**患者准备**　核查医嘱，辨识患者，向患者及家属解释脑室引流术的目的及过程，取得患者及家属同意。

【操作流程】

1.**核对解释**　核对患者及床号，解释操作的目的，取得患者的理解及配合。洗手，戴口罩。

2.**安置体位**　患者取舒适体位，翻开盖被，理顺引流管，充分暴露引流管与引流袋连接处，用血管钳夹住引流管上段，松开固定的别针与橡皮筋。

3.**更换引流袋**　撕开引流袋外包装，将引流袋放在床边，夹住引流袋下段，戴手套，用棉签消毒引流袋与引流管连接处，分离引流管与引流袋，用棉签消毒引流管口，取下新引流袋接头保护帽，连接引流管与引流袋。

4.**妥善固定**　妥善固定引流管及引流袋，引流管开口需高于侧脑室平面10~15cm，以维持正常的颅内压。

【操作后处理】

（1）操作完毕，置患者于舒适的体位，了解患者的感受，整理床单位。

（2）清理用物，归还原处，洗净双手。

【注意事项】

1.**保持通畅**　引流管不可受压，扭曲、成角、折叠，应适当限制患者头部活动范围，活动及翻身时应避免牵拉引流管。注意观察引流管是否通畅，若引流管内不断有脑脊液流出、管内的液面随患者呼吸、脉搏等上下波动多表明引流管通畅；若引流管内无脑脊液流出，应查明原因并通知医生处理。

2.**引流速度及量**　术后早期尤应注意控制引流速度，若引流过快过多，可使颅内压骤然降低，导致意外发生。因此，术后早期应适当将引流袋挂高，以减低引流速度，待颅内压力平衡后再放低。此外，因正常脑脊液每日分泌400~500ml，故每日引流量以不超过500ml为宜；颅内感染患者因脑脊液分泌增多，引流量可适当增加，但同时应注意补液，以避免水、电解质平衡紊乱。

3.**观察记录**　观察并记录脑脊液的颜色、量及性状：正常脑脊液无色透明，无沉淀，术后1~2天脑脊液可略呈血性，以后转为橙黄色。若脑脊液中有大量血液，或血性脑脊液的颜色逐渐加深，常提示有脑室内出血。一旦脑室内大量出血，需紧急手术止血。脑室引流时间一般不宜超过5~7日，时间过长有可能发生颅内感染。感染后的脑脊液混浊，呈毛玻璃或有絮状物，患者有颅内感染的全身及局部表现。

4.**防止逆流**　搬动患者时，应安装好引流袋，先夹住脑室引流管。引流袋内脑脊液较多时，应及时倾倒，以防因液面过高所致逆行感染或引流袋过重掉落导致脑室引流管脱出。

5.拔管护理　开颅术后脑室引流管一般放置3~4日，此时脑水肿期已过，颅内压开始逐渐降低。拔管前一天应试行抬高引流袋或夹闭引流管24小时，以了解脑脊液循环是否通畅，有无颅内压再升高的表现。若患者出现头痛、呕吐等颅内压增高的症状，应立即放低引流袋或开放夹闭的引流管，并告知医师。拔管时应先夹闭引流管，以免管内液体逆流入脑室引起感染。拔管后，切口处若有脑脊液漏出，也应告知医师妥善处理，以免引起颅内感染。

6.严格遵守无菌操作原则　每日定时更换引流袋时，应先夹闭引流管以免管内脑脊液逆流入脑室，注意保持整个装置无菌，必要时做脑脊液常规检查或细菌培养。

任务三　T形管引流护理技术

➡️ **情景导入**

　　患者，女，70岁，因右侧胁部疼痛伴发热2天入院，入院查体：右上腹肌紧张，右上腹压痛，无反跳痛，墨菲征阳性，肠鸣音活跃。辅助检查：腹部CT提示胆囊结石、胆总管扩张、胆总管结石。入院诊断：①胆囊结石；②胆总管结石。入院后行胆囊切除+胆总管切开取石+T形管引流术，术后第二天，目前需对T形引流管进行护理，作为管床护士，需做好哪些护理措施？

【工作任务】

　　1.如何完成患者T形管引流护理技术？了解T形管引流护理技术的临床意义。

　　2.T形管引流护理技术需注意哪些问题？

📖 **学习目标**

知识目标

1.掌握T形管引流术的适应证。

2.了解T形管引流的目的及临床意义。

能力目标

1.掌握T形管引流护理技术的操作方法。

2.熟悉T形管引流护理技术注意事项。

素质目标

1.对每一操作步骤需严格遵守无菌操作观念。

2.操作过程需做好患者的心理护理。

【操作前准备】

　　1.操作者准备　注重着装、仪表、态度，戴好帽子、口罩、洗手消毒、戴手套；核对医嘱。

　　2.用物准备　治疗车、无菌引流袋、治疗巾、一次性手套、消毒剂、棉签、弯盘、胶布、别针、血管钳、医疗垃圾桶、护理记录单。

3.环境准备 室内光线明亮、保持环境安全、整洁。

4.患者准备 对患者病情、心理状态及合作程度进行评估。

【操作流程】

1.核对解释 核对患者及床号，解释操作的目的，取得患者的理解及配合。

2.安置体位 患者取舒适体位，翻开盖被，理顺引流管，充分暴露引流管与引流袋连接处，用血管钳夹住引流管上段，松开固定的别针与橡皮筋。

3.更换引流袋 撕开引流袋外包装，将引流袋放在床边，夹住引流袋下段，戴手套，用棉签消毒引流袋与引流管连接处，分离引流管与引流袋，用棉签消毒引流管口，取下新引流袋接头保护帽，连接引流管与引流袋。

4.妥善固定 妥善固定T形管及引流袋，避免T形管移位、脱出。注意引流袋的位置不能高于患者插管口的平面，也不宜放置过低，否则胆汁引流过缓，影响消化功能；管的长度、松紧应适宜。

5.保持通畅 保持T形管道通畅，随时注意观察，避免T形管受压和扭曲、折转成角，经常挤捏T形管，避免管道堵塞。

6.防止逆流 搬动患者时，应安装好引流袋，先夹住T形管。引流袋内胆汁较多时，应及时倾倒，以防因液面过高所致逆行感染或引流袋过重掉落导致T形管脱出。

7.观察记录

（1）注意观察胆汁的量、颜色、性质，正常成年人胆汁为深黄色，500~800ml/d。

（2）注意保持置管部位的洁净，如有渗液应及时更换敷料。

（3）每日定时记录引流量。

8.整理用物 整理床单位及用物，洗手，询问患者感受。

9.拔管护理

（1）拔管前试夹管1~2日，观察患者有无不适。如有条件，应做T形管造影，证实胆道通畅，开放T形管引流造影剂1~2天，再行拔管。

（2）拔管后应观察伤口有无渗液，患者有无出现发热、黄疸、腹痛、食欲下降、大便颜色改变等情况，如果有要及时报告医生处理。

【操作后处理】

（1）操作完毕，置患者于舒适的体位，了解患者的感受，整理床单位。

（2）清理用物，归还原处，洗净双手。

【注意事项】

1.注意观察及保护T形管周围皮肤，预防胆汁浸润皮肤可涂抹氧化锌软膏。

2.注意患者生命体征及腹部体征的变化，如有发热、腹痛，提示有感染或胆汁渗漏可能，应及时报告医生。

3.注意观察每日引流量、性质等。

4.T形管放置时间为2周，必要时可适当延长，有的患者甚至需要长期带管。如果引流量维持在200~300ml/d、患者体温正常、黄疸消退、食欲增加、大便颜色正常、无腹痛等不适，可以拔管。

5.注意更换引流袋时，常规消毒接头处，严格无菌操作。

项目五　骨科常用护理技术

↔ **情景导入** ─────────────────────────────────────

　　患者，女，70岁。下台阶时摔伤髋部，查体右下肢短缩3cm，足外旋45°，髋部叩压痛明显，旋转痛阳性，髋部无明显肿胀，入院诊断右侧股骨颈骨折，拟行骨牵引治疗，作为管床护士，在针对骨牵引护理过程中需注意哪些事项？

【工作任务】

　1.掌握不同类型牵引的力量和操作方法。

　2.了解牵引术的目的和意义。

📖 学习目标

知识目标

1.掌握各种牵引术的适应证。

2.了解各种牵引的目的及临床意义。

能力目标

1.掌握各种牵引术的操作方法。

2.熟悉各种牵引术的注意事项。

素质目标

1.严格遵守无菌操作观念。

2.操作过程需做好患者的心理护理。

【操作前准备】

以骨牵引为例。

　1.操作者准备　注重着装、仪表、态度，戴好帽子、口罩、洗手消毒、戴手套。

　2.用物准备　骨牵引包1个、牵引床、牵引架、牵引弓、牵引针、牵引绳、滑车、牵引锤或沙袋、弯盘、碘酒、75%乙醇、棉签、抗生素空瓶两个、无菌手套2副。

3.环境准备 室内光线明亮、保持环境安全、整洁。

4.患者准备 对患者病情、心理状态及合作程度进行评估。

【操作流程】

（一）骨牵引

1.穿针部位

（1）尺骨鹰嘴 肘关节屈曲90°，前臂居中间位。在肱骨内侧缘的延长线（相当于尺骨鹰嘴顶点远侧2.5~3cm处）划一条与尺骨背侧缘相交的垂直线。再以尺骨背侧缘为中点，向两侧各1.5~2.5cm处划一与尺骨相平行的直线。相交两点即为穿针的进、出点（正对肱骨下端髁部），由内向外穿针，以防误伤尺神经。

（2）胫骨结节 先自胫骨结节向下1cm划一条与胫骨纵轴垂直的横线；再于纵轴两侧各2.5~3cm处划两条与纵轴相平行之纵线，两线相交处即穿针进出点。由外向内，切勿伤及腓总神经。高龄患者穿针部位偏向远端1cm，儿童注意勿损伤骨骺。

（3）跟骨 踝关节中立位，自内踝尖部和足跟后下沿相连线的中点穿针。由内向外穿针，勿伤及足内侧神经及血管。

（4）股骨髁上部 患肢置于勃朗架上，或取相应体位。自髌骨上缘向上1cm内，划一条与股骨干垂直的横线（老年人距髌骨上缘稍高，青壮年稍低），再沿腓骨小头前缘与股骨内髁的最高点，各作一条与髁上缘横线相交的垂直线；相交两点作为标志（即牵引针的进、出点），自内侧垂直向外进针。陈旧性髋关节脱位或急性外伤性髋关节中央型脱位，常采用此处穿针。进针时注意勿偏前或偏后，以免损伤髁上囊和腘窝神经、血管。

（5）颅骨牵引 先通过两侧乳突划一连线，再从鼻尖至枕外粗隆划一条连线。自二线相交点向外各5cm处即为牵引弓的入口。

2.牵引方法

（1）确定牵引针（或钉）出入点后，按常规消毒、铺单、做局部浸润麻醉，深达骨膜下。入口范围稍小，出口处呈伞状浸润。

（2）助手将穿针处皮肤稍向上后牵动（与牵引时方向相反），在进针过程应密切注意针的方向，并不断加以校正。一般术者注意水平方向，助手注意高低。

（3）将牵引针或钉的两端妥善安装于牵引弓上（针尖不应外露，以免刺伤或钩破被褥），通过牵引绳、滑轮、牵引支架及重量等进行牵引。

（4）根据牵引重量不同，床脚可抬高10cm、30cm、50cm。并注意牵引力线，消除阻力。

（5）颅骨牵引，术前剃光头发，麻醉后作一小切口直达骨外板，选用安全钻头钻穿颅骨外板（切勿进入内板，钻孔方向应与牵引弓上钉尖方向相一致），将牵引弓两侧的钉尖插入此孔，旋紧固定螺丝，扭紧固定，以防滑脱。

（二）皮牵引

（1）清洁皮肤，多毛者应剃毛，在拟定贴胶布处涂以复方安息香酊，并在未干前贴上胶布。

（2）贴于肢体的胶布条，应事先备妥，且须平整无皱褶，两头分叉劈开。

（3）骨隆起处用纱布保护，忌用环绕肢体的胶布条。

（4）用于胶布牵引末端的扩张板应宽窄适宜。

（5）勃朗架及托马斯架均应包扎平整，腘窝、踝部应垫以棉花。

（6）加适当牵引重量（一般不大于3kg），行下肢牵引时抬高床尾，以增加反牵引作用。床上加秋千式拉手，以便患者练习上肢肌肉和起卧运动。

（三）兜带牵引

兜带牵引方式有头带牵引和骨盆兜带牵引。

1.头带牵引　适用于颈椎病患者。可采取坐位或卧位，定时、间歇牵引，下颌部及后头部用棉垫妥善衬垫。

2.骨盆兜带牵引　适用于腰椎间盘突出症。用特制胸部及骨盆兜带，骨突出处应用棉垫衬垫，将胸部兜带拴在床架上做反牵引，在骨盆兜带上加适当重量，可定时间歇牵引。如有条件，也可在特制电动牵引床上牵引。

【操作后处理】

1.为保持牵引的有效性，应注意以下事项。

（1）牵引的重锤应悬空，不可着地或靠在床架上，滑车应灵活。

（2）不能随便改变牵引重量，临床护理时，不可随意去掉重量或放松绳索。

（3）牵引绳与被牵引的肢体长轴应成一直线。铺床时注意不可将被单压在绳索上，以免影响牵引力量。

（4）保持反牵引力量，行下肢牵引时应垫高床尾，颅骨牵引时抬高床头，不应随便改变患者的位置。如向床头搬移患者，须有1人拉住牵引绳，方可取下重量。

（5）行皮肤牵引时，应注意牵引部皮肤有无炎症或水疱，检查胶布是否滑脱，扩张板是否与床架接触。

（6）骨牵引时应保持钉或针眼处的清洁与干燥，以防感染。

2.一般护理要点

（1）保持患者舒适。腰下可垫小枕，以免发生腰痛。头部稍垫高。注意保暖，冬季可穿棉袜套。

（2）牵引床架上设秋千式拉手，以便患者练习上身起卧动作，以及在排便或做臀部皮肤护理时抬起上身。

（3）防止关节强直及肌肉萎缩。自牵引日起即应按医嘱教会患者做有规律的功能锻炼，如手指、足趾、踝关节及股四头肌运动等。

（4）防止足下垂。可用托脚板托起。

（5）防止压疮。凡骨突出部位，如肩胛部、骶尾部、足跟、踝关节等处，每日至少用温水擦洗2次，然后用50%乙醇按摩，保持局部皮肤干燥。受压部位应用棉垫、软枕或棉圈等衬垫。

（6）防止并发症。长期卧床不动及头低脚高位易发生以下并发症。①坠积性肺炎：应鼓励患者利用拉手做上身运动，每日定时协助起坐，叩击背部，鼓励咳嗽。②尿路感染及结石：每日定时协助患者改变卧位、多饮水及积极控制感染。③便秘：调节饮食，多吃高纤维素食物。每日做腹部按摩，必要时用开塞露、灌肠或服轻泻药。④血栓性静脉炎：老年者尤易发生，嘱定时活动肢体以促进静脉血回流。

【注意事项】

1.一般病例

（1）注意胶布条有无松脱，胶布条远端的扩张板是否保持在正确的位置上。

（2）注意贴胶布处皮肤有无水疱或皮炎。如有大水疱，应及时除去胶布，在无菌技术操作下用注射器抽吸并换药。

（3）经常检查托马斯架或勃朗架的位置，如有错位或松动，应及时纠正。

（4）踝关节应保持中间位，防止足下垂及肢体外旋。冷天应注意患肢保暖。

（5）注意牵引绳有无受阻，牵引重量合适；牵引绳的方向一般应保持与肢体纵轴一致。

（6）注意骨牵引针的出入口处有无感染。对局部略有红肿者可涂以2%碘酊，有明显感染者应终止牵引或更换其他部位再行牵引。

（7）鼓励患者自动练习肌肉运动及足趾或手指的功能锻炼。

2.骨折或脱位病例

（1）每日测量两侧肢体的长度，并记录。

（2）在牵引起初数日内可用X线透视（必要时摄片），以便及时了解骨折对位情况，进行调整。

（3）牵引重量一次应加到适宜的最大量，以矫正骨折的重叠部位。如系关节挛缩，则牵引力须逐渐增加。牵引重量的大小，应根据部位、肢体发育、骨折错位、受伤时间和损伤程度等情况而定，一般牵引重量为体重的1/12~1/7。

（4）注意周围循环及有无神经损伤现象。

（5）根据骨折近端移位方向，纠正与调整牵引力线，并应注意床尾抬高，以达到反牵引作用。

参考文献

［1］吴孟超，吴在德，吴肇汉.外科学［M］.9版.北京：人民卫生出版社，2018.

［2］李乐之，路潜.外科护理学［M］.7版.北京：人民卫生出版社，2021.

［3］王立祥，吕传柱，余涛.中国公众心肺复苏卫生健康指南［J］.实用休克杂志（中英文），2018，2（06）：367-369.

［4］郭莉.手术室护理实践指南［M］.北京：人民卫生出版社，2021.

［5］易淑明，刘毅.外科护理学［M］.北京：中国医药科技出版社，2018.

［6］夏玉婷.外科护理学习指导［M］.北京：中国医药科技出版社，2016.

［7］邹彩容.外科护理技术实训指导［M］.北京：中国医药科技出版社，2015.

［8］高薇，狄树亭.外科护理［M］.北京：中国医药科技出版社，2022.